老年内分泌代谢病防治简明手册
——糖尿病、甲状腺疾病、骨质疏松

顾　问

徐建光

名誉主编

谭　鸣

主　编

拓西平

上海科学技术出版社

图书在版编目（ＣＩＰ）数据

老年内分泌代谢病防治简明手册 : 糖尿病、甲状腺疾病、骨质疏松 / 拓西平主编. -- 上海 : 上海科学技术出版社，2021.8
ISBN 978-7-5478-5428-0

Ⅰ．①老… Ⅱ．①拓… Ⅲ．①老年病－内分泌病－防治－手册②老年病－代谢病－防治－手册 Ⅳ．①R58-62

中国版本图书馆CIP数据核字(2021)第146701号

老年内分泌代谢病防治简明手册
——糖尿病、甲状腺疾病、骨质疏松
主编　拓西平

上海世纪出版(集团)有限公司
上海 科 学 技 术 出 版 社　出版、发行
(上海钦州南路 71 号　邮政编码 200235　www.sstp.cn)

浙江新华印刷技术有限公司印刷

开本 889×1194　1/32　印张 3.25
字数：80 千字
2021 年 8 月第 1 版　2021 年 8 月第 1 次印刷
ISBN 978 - 7 - 5478 - 5428 - 0/R · 2349
定价：30.00 元

内容提要

　　本书通过对老年内分泌代谢病防治知识的简明介绍，帮助读者轻松了解糖尿病、甲状腺疾病、骨质疏松的常见问题，已病辅治，未病先防。文字通俗易懂，有较强的针对性、实用性、可操作性，且方便查阅。老年读者及其家属在遇到内分泌代谢病相关问题时，可从本书中找到答案，在老年人日常养护以及防病、治病方面都具有实用价值。本书既可作为家庭保健读本，也可作为从事老年医学相关医务工作者的参考用书。

编委会

前　言

最新公布的第七次全国人口普查结果显示,截至 2020 年底,全国总人口共 141 178 万人,60 岁及以上人口为 26 402 万人,占总人口的 18.7%,65 岁及以上人口为 19 064 万人,占总人口的 13.50%;上海市常住人口为 2 487.09 万人,其中 60 岁及以上人口为 581.55 万人,占上海市总人口的 23.4%,65 岁及以上人口为 404.9 万人,占上海市总人口的 16.3%。可见我国人口老龄化问题日趋严峻。

《健康中国 2030 规划纲要》指出,推进老年医疗卫生服务体系建设,推动医养结合,为老年人提供治疗期住院、康复期护理、稳定期生活照料、安宁疗护一体化的健康和养老服务;加强老年常见病、慢性病的健康指导和综合干预,强化老年人健康管理。伴随着老龄化进程明显加快和社会经济飞速发展,老年人对自身健康的关注也达到了前所未有的高度,如何生存得更长寿、更精彩、更有生活质量,是他们关心的重点,他们渴望了解更多科学防病保健知识。为老年朋友提供这些健康知识,是编写本书的初衷。

本书编写团队以上海市医学会老年医学专科分会内分泌代谢学组专家为主体,采用一问一答的编写形式,从老年人最常见的内分泌代谢病入手,对糖尿病、骨质疏松及甲状腺疾病进行了比较全面、系统的介绍。老年人是糖尿病的高发人群,更容易出现无症状低血糖、夜间低血糖及严重低血糖,若未及时发现,易导致严重后果;老年人的甲状腺疾病也比较常见,但往往容易被忽视或者漏诊;骨质疏松更是老年人的常见病和多发病,但很多老年人在跌倒骨折后才知道自己患有骨质疏松。本书从老年人这三种疾病的症状、诊断、并发症预防、心理调节等方面入手,结合老年疾病的自身特点,逐步引导老年读者在遇到此类疾病难题时,除知道治疗、用药等疾病知识外,还能够保持稳定情绪、规律生活、合理膳食、适量运动,并指导老年人从心理、生理等多方面综合调理,减少老年内分泌代谢疾病的发生。

本书侧重老年人生理和疾病特点,知识内容全面、问答简明扼要、语言通俗易懂,非常适合老年人群及陪护人员阅读,作为指导老年人居家日常生活保健与防病求医的家庭参考用书。

当下,积极应对人口老龄化,构建养老、孝老、敬老的社会环境刻不容缓,帮助老年人提高自我保健能力,减轻家庭和社会负担,让所有老年人都能有一个幸福美满的晚年。关爱老年人,就是关爱明天的自己!

本书凝聚了多位临床专家的心血,感谢他们为老年健康事业作出的奉献和努力。

拓西平

目　录

一、糖尿病

认识糖尿病

1. 什么是血糖

血糖,顾名思义,就是我们血液中含有的葡萄糖,我们日常生活中所见的各种类型的糖都必须变成葡萄糖才能被机体利用。糖是身体必需的营养元素,人体生命活动所需的能量都需要通过氧化分解糖分来提供。

中医学认为,人的生命活动是由"气"推动的,而"气"的主要来源就是经过"胃运化的水谷精微",即食物经过消化后形成的精华物质。食物在消化道分解产生葡萄糖,通过血液运输到各个细胞,并给各个细胞供应能量,所有细胞必须依赖葡萄糖供应的能量才能活动。因此,血糖需要控制在一个相对稳定的范围。正常情况下,人的空腹血糖浓度是 3.9～6.1 毫摩尔/升。当人体进食,能量产生过多,葡萄糖消耗不掉,机体会将其转为糖原储存在肝脏和肌肉中。当食物消化完毕后,储存的肝糖原即成为糖的来源,维持血糖的正常浓度。

我们在临床上有许多方法检测血糖,但诊断糖尿病推荐采用葡萄糖氧化酶法测定血浆葡萄糖,糖尿病患者平时的自我血糖监测可采用手指末端的指血测定。需要注意的是,血标本不一样,测出的血糖值也不一样。

(徐茂锦　高从容　张　毅)

2. 血糖在体内是如何维持在合理范围内的

谈到血糖在体内如何维持在合理范围内,我们首先要知道血糖的来源和去路。

血糖的产生主要是通过三个途径:①消化道吸收;②通过肝脏来合成葡萄糖(即糖异生)或由肝糖原分解葡萄糖;中医称之为"肝藏血",即营养物质在肝内储藏;③利用肌肉中的肌糖原分解为葡萄糖。

人体消耗葡萄糖主要通过四个途径:①人体各组织器官及细胞摄取葡萄糖,转化为能量;②合成糖原;③转变成脂肪储存;④转化为其他糖类物质。

参与血糖浓度调节的激素主要有两类:一类是降低血糖的激素,如胰岛素;一类是升高血糖的激素,如肾上腺素、胰高血糖素、肾上腺皮质激素、生长激素、甲状腺激素等。肝脏是血糖调节的重要器官,许多糖代谢过程,如糖原的合成和分解、糖异生作用都是在肝细胞内完成的。当血液中的血糖低的时候,胰岛 β 细胞会分泌胰高血糖素,动员肝脏储备的糖原分解释放进入血液,导致血糖上升;当感受到血液中的血糖过高的时候,胰岛 β 细胞会分泌胰岛素,促进血糖变成肝糖原储备或者促进血糖进入组织细胞,以达到维持血糖在合理范围的目的。

(高从容　徐茂锦　张　毅)

3. 什么是老年糖尿病

老年糖尿病在我国是指患者年龄≥60岁(世界卫生组织标准为≥65岁),包括 60 岁以前诊断和 60 岁以后诊断的糖尿病。2

型糖尿病好发于中老年人群。中医典籍《黄帝内经》中提到,"五脏皆柔弱者,善病消瘅",指出老年人是糖尿病的易感人群。

绝大多数老年糖尿病患者为 2 型糖尿病,早期多无明显糖尿病典型症状,往往由常规体检或因其他疾病检查时被发现。部分老年糖尿病以并发症为首发症状,如高血糖高渗状态、心脑血管意外及视力改变等。老年糖尿病患者糖代谢特点以低血糖多见,餐后血糖高,血糖波动大。老年人更容易出现无症状低血糖、夜间低血糖及严重低血糖,如果未及时发现,易造成死亡。随着年龄增加,老年糖尿病患者多伴随与年龄相关的老年综合征的症状,如跌倒及骨折的风险增加、认知功能减退、睡眠障碍、听力障碍、营养不良等。因此,老年糖尿病患者自我管理能力下降,依从性差。

(高从容　徐茂锦　张　毅)

4. 如何诊断老年糖尿病

目前,国际上一致认为采用以下糖尿病诊断标准:糖尿病典型症状加随机血糖≥11.1 毫摩尔/升,或空腹血糖≥7.0 毫摩尔/升,或口服葡萄糖耐量试验 2 小时后血糖≥11.1 毫摩尔/升,或糖化血红蛋白≥6.5%。

对于无糖尿病症状、仅一次血糖值达到糖尿病诊断标准者,必须在另一天复查核实而确定诊断。若复查结果未达到糖尿病诊断标准,应定期复查。急性感染、创伤或各种应激情况下,胰岛素对抗激素(如肾上腺素、皮质醇和生长激素)分泌增加,可出现血糖升高,应激过后可恢复正常,不能以此诊断为糖尿病,应追踪随访。

(高从容　徐茂锦)

5. 糖尿病是吃糖吃太多引起的吗

大家都知道糖尿病的发生与生活方式有密切关系，以前很多人称之为"富贵病"。但糖尿病也是具有遗传倾向性的。有这么一个形象的比喻：遗传因素将子弹上膛，生活习惯扣动扳机。

糖尿病的发生与吃糖太多肯定有关系，这里面包括很多含糖量高的食物，如饮料、奶茶、零食、蛋糕等，是造成糖尿病发生的原因之一，但并非 100％会发生糖尿病。不吃糖的人也可能得糖尿病。如果已经患了糖尿病，即使不吃糖，糖尿病也不能自愈，这是糖尿病发生机制所决定的。

身体进行生命活动需要糖，组织细胞的生理活动必须由血糖来提供能量，这些血糖要进入细胞，必须通过胰岛素这种"运输工具"运送进去。而食物中的碳水化合物如米饭、面食、面包、红薯等，经过消化吸收会变为葡萄糖，随后被吸收进入血液成为血糖。如果细胞所需要的血糖已经足够了，胰岛素就会发挥另一种功能——将血糖运送进肝脏转化成糖原进行保存，如果胰岛素不够用，这种转运贮存不能完成，血糖便也会升高。糖尿病发生的关键因素是：从食物中摄入过多糖或碳水化合物，存在胰岛素抵抗以及胰岛素分泌不足。后者与机体细胞有关，机体细胞发生胰岛素抵抗又多与肥胖有关，长期进食过多的脂肪类食物也会加重肥胖。

（曹晶珠　徐茂锦）

6. 糖尿病会遗传吗

中医认为，糖尿病发病与先天禀赋（即遗传）相关。许多研究也已经证实,糖尿病与遗传密切相关,不管是1型糖尿病还是2型糖尿病,都会表现出明显的遗传特征。其主要机制是:对于1型糖尿病而言,遗传易感基因和某些环境因素共同作用,诱发了针对胰岛 β 细胞的免疫性炎症,胰岛 β 细胞受破坏而导致胰岛素分泌缺乏所致;而2型糖尿病则不然,它是由于复杂的遗传因素及环境因素共同作用形成的,且为多基因遗传性异质性复杂病,不同程度的胰岛 β 细胞功能缺陷导致一定程度的胰岛素缺乏以及骨骼肌、肝脏和脂肪等组织的胰岛素抵抗导致。

环境因素包括营养过剩、体力活动不足、人口老龄化以及高糖、高脂饮食生活方式等。在遗传因素和上述环境因素作用下引起的肥胖,与糖尿病发病密切相关。

有学者研究了糖尿病发病的遗传特点后发现,如果父母有糖尿病,则子女的糖尿病发病率比其他非糖尿病患者子女高出8倍。如果父母中有一方患糖尿病,则子女的发病率接近50%。如果双方都是糖尿病,则子女发病率会成倍增长。

从现代医学观点来看,糖尿病患者子女只是遗传了部分基因,而这些基因对糖尿病具有易感性。也就是说,在特定的环境中有可能发病,而离开这种特定环境,就可能不发病。所以,有糖尿病家族史的人,一定要在生活方式上多加注意,才能避免患上糖尿病。

（高从容　徐茂锦　张　毅）

7. 什么是"三多一少"现象

"三多一少"是糖尿病患者的典型临床症状,即多饮、多食、多尿、体重减少。类似症状在《黄帝内经》中已有记载:"此人必数食甘美而多肥也,肥者令人内热,甘者令人中满,故其气上溢,转为消渴。"

1 型糖尿病患者发病时有明显的"三多一少"症状,而绝大多数 2 型糖尿病患者早期发病时没有这些典型症状。有的患者无任何症状,是体检发现血糖增高;有的则是因并发症来就诊的。因此,"三多一少"不是诊断糖尿病的必要条件。

形成"三多一少"症状的原因比较明确。多尿的原因是患者血液里糖分过多,导致渗透压增高,从而使患者肾脏排尿增加,形成多尿,且多尿的量同血糖升高的程度成正比。多饮的原因主要是尿量过多,导致水分丢失过多,引起脱水,便会多饮。多食是由于高血糖刺激胰岛素分泌,患者易产生饥饿感,出现多食。体重减少是由于体内胰岛素分泌相对或绝对不足,机体不能充分利用葡萄糖,便利用脂肪和蛋白质分解加速来补充能量,从而导致患者体重减轻、形体消瘦。

(高从容　徐茂锦　张　毅)

8. 老年糖尿病可防可控吗

糖尿病是可防可控的一种慢性疾病。老年人在防控糖尿病的时候可重点关注如下几点:

(1)了解哪些是糖尿病高危人群。年龄超过 45 岁、有糖尿病家族史、高脂血症、高血压、超重或肥胖、有巨大儿生育史、孕期血糖异常的妇女等人群更应及早监测血糖。肥胖是糖尿病发病的重要风险因素,肥胖患者更应定期抽检血糖。

(2)加强对糖尿病科普知识的学习,增强对糖尿病的认识。平时若有不适或者出现典型的"三多一少"症状,要赶紧去医院就诊,如果没有类似情况,也应该定期进行体检,尤其应该重视对血糖的检查,必要时还应该监测尿糖。同时可以和家庭医师学会自我监测血糖的本领，定期在家自己测血糖。

（3）在饮食上要注意多种营养物质的平衡摄入，既要保证营养的供应，又不能引起血糖的升高。平时饮食中的主要营养物质，如糖、脂肪、蛋白质等，均要平衡摄入。但应注意以低糖、低盐、低脂、高纤维、高维生素饮食为主。

（4）体育锻炼必不可少。适当的体育锻炼不仅可以消耗身体多余的能量和脂肪，还可以维持肌肉含量，提高胰岛素的敏感性，以便更好地参与调节糖代谢，控制血糖平衡。

（曹晶珠　徐茂锦）

治疗用药

9. 糖尿病治疗的"五驾马车"原则是什么

早在半个多世纪以前,美国的著名糖尿病专家Joslin把糖尿病的治疗比作是一辆三匹马驾驭的战车,这"三匹马"分别是饮食治疗、胰岛素治疗(当时还没有口服降糖药)和运动治疗,精辟地提出了糖尿病的综合治疗原则。中医认为糖尿病与饮食密切相关,保健上推荐控制饮食和适当运动。

根据以后的实践经验,国际糖尿病联盟(IDF)又提出了糖尿病"五驾马车"的治疗原则,即糖尿病的治疗原则应该包括以下五个方面:

(1) 糖尿病的教育与心理治疗。通过心理教育,让患者明白如何对待糖尿病以及如何更好地适应患糖尿病后的生活。

(2) 糖尿病饮食治疗。让患者了解自己需要遵循的饮食结构,知道如何更好地控制血糖,减少并发症的发生。中医认为,患者饮食应当"五谷为养,五果为助,五畜为益,五菜为充",提倡饮食应当荤素搭配并补充适当维生素,与现代营养学提出的"膳食宝塔"不谋而合。

(3) 运动治疗。教育患者理解健康运动对糖尿病治疗的作用,适当的体育锻炼有助于控制血糖和维持健康的体态。中医主张"动以养形，静以养神"。运动的时候，需与呼吸配合，提倡有氧运动。

（4）糖尿病的药物治疗。如果饮食治疗和生活方式的干预均无法达到控制血糖的目标，应该及时进行药物治疗，使用口服药物或胰岛素，同时注意控制血脂、血压等，使机体处于良好状态。

（5）糖尿病的病情监测。患者应定期进行血、尿等实验室检查以及心电图、眼底等检查，以期仔细了解病情，指导后续治疗。

只有认真掌握好这五条原则，驾驭好这"五匹马"，才能获得良好的血糖控制，避免糖尿病急性或慢性并发症的发生和发展。

（徐茂锦　张　毅）

10. 常用的口服降糖药如何分类

目前，口服降糖药主要有八类：

（1）磺脲类。该类药物主要使胰岛分泌更多胰岛素，这类药作用时间长短不一，剂量过大易引起低血糖。这类药品种很多，目前使用的主要有：格列齐特、格列吡嗪、格列喹酮和格列美脲。

（2）格列奈类。一类新的促进胰岛素分泌的药物，但化学结构不是磺脲类，作用快、维持时间短。剂量过大也会引起低血糖。这类药目前主要有两种：瑞格列奈和那格列奈。

（3）双胍类。主要作用于肝脏、抑制肝脏糖的输出，也有增加胰岛素敏感性、增加糖代谢的作用。这类药有消化道等不良反应。目前使用的品种主要是二甲双胍。

（4）糖苷酶抑制剂。主要抑制小肠内消化糖类的酶，使葡萄糖吸收缓慢，餐后血糖上升减慢。这类药的不良反应主要有腹胀、肠道排气增多等。目前使用的主要有两种：阿卡波糖和伏格列波糖。

（5）胰岛素增敏剂。主要是增加胰岛素敏感性，使肌肉及脂肪细胞等对胰岛素敏感，增加糖代谢。这类药的不良反应主要有水钠潴留、体重增加及可能增加骨折风险等。目前使用的品种主要是吡格列酮。

（6）二肽基肽酶4抑制剂。主要通过减少肠促胰岛素的失活，提高内源性肠促胰岛素的水平降低血糖。这类药的不良反应主要有头痛、超敏反应等。目前使用的品种主要有西格列汀、沙格列汀、利格列汀等。

（7）钠-葡萄糖协同转运蛋白2抑制剂。主要作用是抑制肾脏对葡萄糖的重吸收、促进尿葡萄糖排泄。这类药的不良反应主要为可能出现生殖泌尿道感染、可能引起酮症酸中毒等。目前使用的品种主要有达格列净、坎格列净和恩格列净。

（8）中药。中医药对糖尿病有一定疗效，有的能防治慢性并发症，有的能提高胰岛素敏感性，有些中药与西药合用有协同作用。中医讲究辨证论治，中医治疗应当由专业医师指导，避免走向误区。

应根据患者病情特点个体化地选择口服降糖药。尽量做到少用药、剂量小、服用次数少、价廉，而又能使血糖接近正常。血糖轻度升高可单药治疗，血糖较高者主张几类药联合应用、各类药的剂量小一些，可减少其不良反应；一般采用两种或三种口服药联用。

（徐茂锦　张　毅）

11. 二甲双胍的适应证有哪些

（1）超重或肥胖、无明显心肾等慢性并发症、饮食控制及运动疗法未能有效控制高血糖的2型糖尿病患者。二甲双胍除了降低血糖外,还可降低食欲、体重及血脂。

（2）与磺脲类药物或格列奈类药物或二肽基肽酶4抑制剂联合使用,可提高疗效。

（3）与胰岛素联合应用,可提高疗效,减少胰岛素的用量。

（徐茂锦）

12. 应用二甲双胍应该注意什么

（1）二甲双胍的不良反应多在消化道,可引起厌食、恶心、口苦、腹泻等,因此不宜在空腹或饭前服用,应在餐中或餐后即服,以减少这些反应。从小剂量开始,逐渐增加剂量,有助于缓解消化道反应。无法耐受者需停用。

（2）由于二甲双胍能增加糖的无氧酵解,增加乳酸的生成,因此,最严重的不良反应是乳酸性酸中毒。由于它经肾排出,患者肾功能良好、使用剂量适当,乳酸性酸中毒很少发生;若肾功能不全,则需慎用或禁用。此外,严重的心、肝功能不全者,以及将进行手术或X线造影术者均不宜使用。

（徐茂锦）

13. 常用的磺脲类降糖药有哪些

目前常用的磺脲类降糖药主要有格列齐特、格列吡嗪、格列喹酮和格列美脲等,还有格列齐特、格列吡嗪的缓释或控释片等。磺脲类降糖药较老的品种有D-860、格列本脲（商品名为优降糖）等,价格便宜,但不良反应大,已较少使用。

使用磺脲类降糖药的注意事项有:

（1）如果既往已经明确有磺脲类降糖药的过敏史,请不要再次使用。

（2）对于老年人而言,选择上应注意选用短效的药物,不要选择使用长效的磺脲类降糖药,如格列本脲(优降糖),因其作用持久易产生低血糖。

（3）同一类降糖药只能同时服用其中一个品种,不可同一类降糖药中多个品种联用。"口服降糖药联合使用"指的是不同类的降糖药合用,如磺脲类联合二甲双胍、格列奈类联合二甲双胍等。因此,禁忌两个磺脲类药物联合使用。此外,磺脲类、格列奈类同属胰岛素促分泌剂,一般也不联合使用。

（4）用药前要经过有经验的专科医生对病情进行判断,做出适当的评估,选择合适的用药方案。

（5）消渴丸虽是一种中成药,但很多老百姓不知道其成分中含有西药格列本脲(优降糖)。因此,使用消渴丸时需当心,一般不推荐老年患者服用。

（徐茂锦）

"胰岛素家族"都有哪些成员

1922 年 1 月,加拿大的班廷和贝斯特医生首次给一个已经处于死亡边缘的糖尿病男孩注射了胰腺提取物,惊喜地发现男孩血糖水平下降,尿酮体消失,从而开创了胰岛素治疗糖尿病的先河。发展至今,目前的胰岛素制剂有以下几种:

（1）动物胰岛素制剂。动物胰岛素是人类最早使用的胰岛素,顾名思义,也就是由动物体内提取的胰岛素,最早的取材动物是猪和牛。但是,动物胰岛素一般短效,每天要使用很多次才能稳定血糖,效果不佳,人们便开始寻找使其作用时间延长的方法。后来人们发现,将动物胰岛素与碱性的鱼精蛋白混合,形成中性的鱼精蛋白胰岛素，延长了胰岛素的作用时间。

（2）人胰岛素制剂。在工业化发展的过程中，人们发现，长期使用动物胰岛素会产生很多不良反应，其原因可能是动物胰岛素和人类胰岛素的分子结构存在差异，导致人体产生抗体，降低疗效。最初人们考虑从人类尸体的胰腺中提取人胰岛素，但数量少，不能满足临床的需求。1970年左右，人们开始人工合成胰岛素，用化学方法制造人胰岛素。20世纪90年代以后，利用转基因技术，将人胰岛素基因转入到细菌、酵母菌中，让它们具有分泌胰岛素的能力，随着这些菌体的大量繁殖，大批量生产人胰岛素成为可能。目前使用的胰岛素都是人工合成的，而且使用方便。在剂型上，除了用注射器抽取的瓶装胰岛素外，还有用于胰岛素注射笔的笔芯胰岛素、各种胰岛素的特充笔装置等。

（3）人胰岛素类似物。人胰岛素制剂有其优势，可以模拟基础胰岛素分泌和餐后短时胰岛素分泌，但其模拟的效果常常不如人意，分泌量不够稳定、持续，无法完全匹配人的正常胰岛素分泌，导致血糖控制不稳或者低血糖等表现。人们从1990年开始对人胰岛素类似物进行了分子改造，把它们的氨基酸序列进行变更替换、局部修饰，开发出胰岛素类似物，成为胰岛素家族中年轻的一员，如速效、长效人胰岛素类似物。此类胰岛素可以模拟人体生理状态下的胰岛素分泌，为血糖控制提供强有力的帮助。

（徐茂锦）

15. 使用胰岛素会成瘾吗

有不少糖尿病患者都认为胰岛素不能打，一旦打上就会像吸食毒品一样成瘾，会一辈子脱离不了胰岛素。其实这种说法是完全错误的！这种说法常常使患者产生不必要的顾虑，甚至失去早期使用胰岛素就能控制各种急慢性并发症的良机。

首先，人体内本身就有胰岛素，它是人机体分泌的一种重要的激素，在人体中发挥着非常重要的生理作用。而毒品属于外源性的物质。而且人类使用胰岛素是为了治疗糖尿病，控制血糖，不是像吸食毒品后毒瘾发作时的"过瘾"。不用胰岛素时不会有"毒瘾"反应，只会加重病情。

其次，胰岛素的使用不会产生终身依赖。对于一些初发2型糖尿病血糖过高的患者，使用一段时间胰岛素之后，还是有可能改为口服药物治疗糖尿病的。

另外，通常注射胰岛素的剂量不会超过50单位/天，随着血糖的控制与维持，各种病理生理缺陷可逐步改善，胰岛素用量会越来越小。当2型糖尿病患者的胰岛素用量<0.3单位/千克体重/日，空腹血糖<6毫摩尔/升，餐后2小时血糖<8毫摩尔/升时，可改用口服降糖药。很多患者的顾虑其实是完全不必要的，除非患者的胰岛功能已经丧失或者合并有比较严重的并发症，才需要一直靠注射胰岛素维持。

（徐茂锦）

16. 在家自我注射胰岛素时应注意什么

首先是注射器。应该用胰岛素专用的一次性注射器，而不是一般的注射器。胰岛素专用注射器刻度直接为胰岛素单位，不会因计算错误而致剂量不准。某些更好的注射器针头细，几乎无痛。另外，胰岛素专用的注射器针头与针管间无死腔，可以减少胰岛素浪费且避免两种胰岛素混合时出差错。

其次是注射的方法。应该用皮下注射方法而不是肌内注射方法。针头应以 45°角进入皮肤，而不是垂直进入。最好用一只手把皮肤夹起，另一只手把注射器针刺入皮下，这样就不会注入肌肉内。

注射胰岛素不要注入肌肉是因为注入肌肉会吸收太快，从而使血糖下降太快，维持时间太短。如果是患者自己注射到上臂，很难保证只注入皮下。另一方面，不能总是固定在同一部位注射，应该是几个部位轮换，可以在两侧大腿、脐的四周部位轮换注射。这些部位都可以用手夹起皮肤后注射。若使用胰岛素注射笔则更方便，只要调整剂量后，将针头注入皮下，推笔的尾部即可完成注射。

（徐茂锦）

17. 怎样正确使用胰岛素笔

胰岛素笔的样子像支笔，可以随身带。主要由 3 部分组成，前端是很细的注射针头，后面是可看清数字的调节剂量的按键，中间是放胰岛素笔芯的小瓶。只要调节好剂量，把细针头刺入皮下，一按剂量键，即完成注射。不必再用注射器抽瓶中的胰岛素。我国市场上有美国和丹麦产两种胰岛素笔产品，国产的也已上市。用胰岛素笔注射的剂量很准，可以准确到 1 个单位，而且数字显示窗很清楚，比注射器要精确得多。

每次注射前不必消毒胰岛素笔，因为只有针头接触皮肤，针头为一次性使用，每次使用前换个针头即可。

胰岛素笔芯是特制的，每支 300 单位，用完后换新笔芯。待用的胰岛素笔芯应放在冷藏室储存。已装入笔内开始应用后，可在室温（30℃以下）保存约一个月。

（徐茂锦）

18. 糖尿病患者的用药误区有哪些

糖尿病最基础的治疗是饮食和运动疗法。但是很多患者经过严格的饮食和运动控制,血糖仍然控制不理想。因此,糖尿病药物治疗对于控制血糖及预防并发症至关重要。下面介绍用药当中的常见误区:

误区一: 查出糖尿病就用药。

有些患者很紧张,听说得了糖尿病就立刻到处找药吃,其实不然。如果新诊断了糖尿病,不用太过紧张,先进行饮食干预,坚持锻炼,做到生活有规律、情绪稳定。如果体重过重,还要进行减肥。1～2个月以后复查,如果依然血糖控制不好,才考虑使用药物治疗。

误区二: 同类药物合用。

口服降糖药有促胰岛素分泌类、双胍类、α-糖苷酶抑制剂、胰岛素增敏剂等多种,每一类药物的作用机制各不相同,有的患者片面追求药物疗效而盲目将药物加量或同类合用。其实同一类药物的作用机制基本相似,所以一般不主张同类药物合用。

误区三: 凭感觉服药,擅自停药。

有些糖尿病患者习惯根据自觉症状来判断血糖控制的好坏。许多2型糖尿病患者自觉症状不太明显,服药与不服药在感觉上差不太多,于是认为用不用药无关紧要。临床实践中,单凭饮食和运动就可使血糖得到良好控制的情况仅见于少数病情较轻的2型糖尿病患者。因此,糖尿病患者切忌擅自停药,否则会造成高血糖卷土重来、病情恶化。

误区四： 只吃药，不复查。

监测血糖可以了解临床治疗效果，也可作为选择药物及调整药量的重要依据。有些患者不注意定期复查，觉得一直没间断治疗，心理上有了安全感。有的患者一直吃着药，结果还是出现了并发症，原因就在于此。

误区五： 中医药可以根治糖尿病。

无论是西医还是中医，目前还没有解决糖尿病的根治问题。客观地说，中药在降低血糖及慢性并发症的防治方面有一定的作用，但就降糖而言，中药效果远不及西药。

误区六： 过度降糖。

许多糖尿病患者为了将血糖迅速控制下来，往往多种药物联合、超剂量服用，这样不仅使药物不良反应增加，而且容易矫枉过正，引发低血糖，甚至出现低血糖昏迷，非常危险。

误区七： 忽视个体化用药。

糖尿病用药强调个体化，应根据每个人的具体情况（如年龄、病程、胖瘦、肝肾功能状况等）来选药。所谓好药就是适合患者自己病情的药，并非新药、贵药才是好药，其他患者用着好的药未必另一个患者也适用。

（曹晶珠　徐茂锦）

19. 可以用食疗代替吃药吗

糖尿病治疗的基础是饮食和运动。但是很多病友会有疑问，单纯地控制饮食可以代替吃药吗？饮食疗法是极其重要的，也是糖尿病治疗中的一个重要部分，通过控制碳水化合物的摄入量，饮食结构更加合理化，能从一定程度上降低血糖，减少高血压、高血脂及其他糖尿病并发症的风险。但是饮食疗法降低血糖的程度有限。

当出现糖尿病酮症等急性并发症或血糖急剧升高时，体内极度缺乏胰岛素，这时就必须外源性地补充胰岛素才能降低血糖，而此时想要仅仅通过饮食控制血糖可谓是"杯水车薪"，反而会延误治疗时机。

口服降糖药有促胰岛素分泌类、双胍类、α-糖苷酶抑制剂、胰岛素增敏剂等多种类别。每种降糖药在降低血糖的同时，附带效应有很大差异。例如胰岛素增敏剂是增加肌肉组织对胰岛素的敏感性，α-糖苷酶抑制剂是减少肠道对糖分的吸收。很多新的药物还有抑制食欲、减轻体重、保护肾脏、改善胰岛功能等作用。而以上种种益处是单纯的饮食控制不能取代的。

因此，针对糖尿病这种全身慢性进行性疾病，饮食疗法仅能作为治疗的一种方法，而不能代替药物。

（曹晶珠　徐茂锦）

20. 糖尿病有望根治吗

依据糖尿病的发病原理，它是一种全身慢性进行性疾病，由于胰腺内部胰岛 β 细胞不能分泌足够的胰岛素，胰岛素绝对或相对不足,肝脏、脂肪组织和肌肉组织对胰岛素的敏感性也下降,临床表现为血糖升高以及典型的"三多一少"症状。和高血压等慢性疾病一样,糖尿病目前的治疗手段还不能达到根治的目的。口服降糖药和使用胰岛素均可降低血糖,使血糖接近于正常状态。只要早诊断、早治疗,糖尿病患者的生活质量和寿命接近正常人。

未来会有更多先进的治疗方法,如口服胰岛素、便携式胰岛素泵、更多不同作用机制的口服降糖药等问世,均会大大提高糖尿病的控制效果,尤其是2型糖尿病。目前,减重手术(如胃旁路术)能使肥胖型糖尿病患者在一段时间内体重明显减轻且高血糖症状可能在不用任何药物的情况下得到缓解。1型糖尿病也有了干细胞来源的胰岛移植等方法,虽然费用昂贵、长期疗效有待考察,但也是研究的一个重要方向。

(徐茂锦　曹晶珠)

并发症防治

21. 糖尿病患者为什么要控制血压

中医文献有记载,糖尿病患者容易出现"中风""胸痹"等心脑血管疾病。糖尿病患者的高血压发生率约为60%,远远比一般人的发病率高。有很多影响因素使糖尿病患者的血压容易升高,而且高血压控制比较困难,往往需要联合使用多种降压药物才能控制住。有不少糖尿病患者只关注血糖,不关心血压,这是不对的,应同时予以关注。血压的升高加重了高血糖的损害,流行病学以及大规模临床试验均已证实,将血压控制在130/80毫米汞柱以下对糖尿病患者有益,具体表现为糖尿病患者的总病死率和心血管疾病、中风、肾病及视网膜病变的风险降低。因为糖尿病患者大多死于心脑血管疾病,而这些大血管病的发生,除了血糖以外,还和血压及血脂有关。所以,为了改善预后,预防大血管病的发生,糖尿病患者应该控制血压。

(徐茂锦 张 毅)

22. 糖尿病伴高血压选用降压药的原则有哪些

(1) 对靶器官(心、脑、肾)有保护作用。高血压和糖尿病都是影响人类健康的杀手,两者都可以引起一些重要靶器官的损伤,可以损伤心脏、大脑以及肾脏等,导致其血管病变,最终导致其功能损伤,甚至引起死亡。在选择药物的时候,必须兼顾选择对以上靶器官有保护作用的药物。

（2）降压作用平稳、持久。降压需要稳定、持久,因此一般选择长效或缓释剂型,药物作用稳定,血压波动不会非常剧烈,可以减少不良事件的发生。另外一个好处是,由于患者服药方便、次数少,不太容易因忘记服药而影响效果。

（3）正确选择抗高血压药及其应用时机。根据美国糖尿病学会的建议,糖尿病患者多次收缩压≥140毫米汞柱或舒张压≥90毫米汞柱,不仅要调整生活方式,而且应该接受抗高血压药物治疗。糖尿病患者的抗高血压药宜选用 ACEI 或 ARB。

（徐茂锦　张　毅）

23. 糖尿病伴血脂异常如何治疗

首先,要根据血脂异常的不同类型,选用合适有效的调脂药物治疗。

单纯性高胆固醇水平增高或总胆固醇水平升高为主、兼有甘油三酯水平增高者,可选用他汀类药物,如洛伐他汀、普伐他汀、氟伐他汀、辛伐他汀、阿托伐他汀、瑞舒伐他汀、匹伐他汀等,或胆酸螯合剂的考来烯胺、考来替泊和降胆葡胺等,还有泛硫乙胺和普布考等。

甘油三酯水平升高或以甘油三酯升高为主,兼有总胆固醇水平增高者,可选用贝特类药物,如非诺贝特、益多酯、苯扎贝特及吉非罗齐等,烟酰、烟酸肌醇酯、阿昔莫司以及鱼油制剂中的多烯康等。

糖尿病伴血脂异常非药物治疗措施有以下几方面：

（1）调整饮食结构。热量的摄入要保证分配合理，不要暴饮暴食，也不要偏食，晚餐不要进食过多，更不要吃夜宵。主食主要为粗粮和谷类，有条件的可以增加一些玉米、燕麦等，使碳水化合物供能占总能量的 55％以上。增加豆制品的摄入，可以选择豆腐干或者豆腐。不要吃太多胆固醇含量高的食物，比如像猪肝、猪脑、黄鳝、鳗鱼等。每日脂肪供能不超过总能量的 30％。膳食中胆固醇含量每日不超过 300 毫克。富含蛋白质的食物要适当增加摄入，如瘦肉、鸡鸭、海参等。若胆固醇水平偏高，可以多吃一些绿色蔬菜。尤其值得注意的是，烹调用油要注意控制用量，每天控制在 25～30 克即可；在种类选择上，要注意选择含有不饱和脂肪酸的植物油。膳食成分中应含有足够的维生素、无机盐、植物纤维素及微量元素等，但应适量减少食盐摄入量。减少精制米、面，糖果，甜糕点的摄入，以防摄入能量过多，因为这些糖类摄入后很容易被吸收到肝脏中转变为脂肪，引起血脂异常，又可使血糖升高。每周吃 2～3 次鱼，对防治血脂异常大有好处。

（2）适当的体育运动。坚持开展适合本人的体育运动。大量研究资料表明，运动锻炼能促进机体代谢，提高脂蛋白脂肪酶的活性。但需要注意的是，体育运动一定要因人而异，如果有冠心病、高血压等疾病，要注意运动量不宜过大，防止诱发心肌梗死、脑梗死等。运动要注意适量，不要一味追求高强度，必要时要在医生的指导下进行运动。

（3）改变不良生活习惯。中医认为，慢性病患者应当生活规律、起居有常。生活要有规律，要早睡早起。有吸烟习惯者应戒烟，有饮酒嗜好者应少饮酒，切忌饮烈性酒。因为酒精能刺激脂肪酸从脂肪组织释放，使肝脏合成前 β-脂蛋白增加，引起血脂异常。

（4）适量饮茶。老百姓比较相信喝茶可以降血脂，其中有一定道理。茶叶中有比较多的茶碱，可以降低总胆固醇，同时还可以增加血管弹性，因此对预防冠心病和脑梗死都有一定的作用。需要强调的是，泡茶不宜太浓，否则对身体有损伤。

（5）保持心理平衡。过度的精神紧张和情绪激动都可引起血脂代谢紊乱，导致血脂异常。因此，经常保持心情平静和心理平衡很重要。

（徐茂锦　张　毅）

24. 糖尿病视网膜病变的治疗措施有哪些

治疗糖尿病视网膜病变，重要的措施有以下几项：①对于血糖、血压和血脂要制订一个良好的控制目标，把它们控制在合适的范围。②适当应用改善微循环的药物，如羟苯磺酸钙、胰激肽释放酶、西洛他唑、己酮可可碱等，通过降低血管通透性，抑制血管活性物质，降低血黏度，抑制血小板聚集，从而防止血栓形成，并提高红细胞柔韧性，使微血管通透性增加，减少血管内膜损伤，改善基底膜胶原的生物合成，改善全身血液黏稠度、减少血栓形成。③可以尝试使用干扰素治疗，动物研究和一些实验研究发现，它可以阻断视网膜新生血管的生长，保持视力的稳定。

除了药物治疗外，治疗糖尿病视网膜病变还可以考虑手术治疗，包括激光凝固治疗和玻璃体手术。早期发现糖尿病视网膜病变并及时行激光凝固治疗，可以防止失明。以下情况应行玻璃体切除术：①不能吸收的玻璃体出血；②覆盖于黄斑部的视网膜前出血；③伴有黄斑外脱离的玻璃体出血；④黄斑偏位；⑤波及黄斑部的进行性视网膜脱离；⑥黄斑脱离；⑦无虹膜新生血管的眼压升高。

（徐茂锦）

25. 糖尿病性周围神经病变的治疗措施有哪些

（1）对因治疗。严格控制血糖，包括饮食治疗、运动疗法、合理使用降糖药等。

（2）治疗周围神经病变。可使用神经营养药物、抗氧化剂，如甲钴胺、硫辛酸、B族维生素、维生素C、烟酸、ATP等，或用中医疗法如针灸等促进活血化瘀，也可以使用理疗及体疗。

（3）对症治疗。对有疼痛表现的患者，给予一定的止痛治疗；对有脏器功能紊乱的患者，给予对症支持治疗。

（徐茂锦）

26. 如何处理糖尿病足

首先，必须控制好高血糖、高血压，尽可能使血脂正常；吸烟的患者要戒烟；有下肢浮肿的患者应该先针对性治疗，因为在浮肿的基础上发生足溃疡往往难以愈合；严重高血糖的患者一般需要用胰岛素治疗。

其次，明确糖尿病足溃疡的具体成因，对疾病的治疗有很大帮助。一般而言，糖尿病足溃疡有两种类型：神经性溃疡和缺血性溃疡。

神经性溃疡一般在受压部位多见，比如胼胝的中间，这些部位有良好的血供，但皮肤的温度是升高的，进行神经系统体检可以有阳性发现。治疗上主要以减少局部受压为主。

缺血性溃疡的处理可以积极一些。一般发生在足的外侧或周边部分，皮肤颜色呈现出缺血的改变，如青灰色，足背动脉或胫后动脉搏动消失或明显减弱，但局部的感觉检查是正常的。这类患者的治疗必须解决局部供血的问题。溃疡的问题需要清创,需要很谨慎地处理,最好由受过专业训练的医护人员处理。

(徐茂锦)

 为什么糖尿病患者常常有口干、多尿症状

糖尿病病情进展后,会出现各种不适。其中一部分患者会出现口干、多尿症状,这是由高血糖引起的。血糖升高时,身体不容易把食物转化为营养物质来利用,身体没有充分的能量供应,便出现易饥、消瘦等现象。血糖升高之后,会促使血管内的血液吸收血管周围组织内的水分,形成"高渗"状态,而过多的糖分又需要排出体外,从肾脏排泄时尿糖明显升高,需要更多的水来溶解,便会出现多尿现象。对于年老且合并有肾功能不全的患者,因肾小管功能损害,尿液浓缩功能下降,尤其是夜尿频次和尿量都会增加。水分的大量流失,血浆渗透压升高,刺激脑部的口渴中枢发出指令,引起烦渴,很多患者会出现大量饮水,但仍会有口唇干燥、舌头发黏的现象。因此,糖尿病在古代又称为"消渴病"。

(曹晶珠 徐茂锦)

 什么是糖尿病肾病

糖尿病肾病(DN)是糖尿病微血管并发症之一,常见于病史10年以上的患者,是1型糖尿病患者的主要死因之一。

常用的最简单的检测方法是测定晨尿或随机尿 ACR(尿白蛋白/尿肌酐比值)。3个月内重复检测 ACR,3次检测结果中有2次检测结果升高,排除感染等其他因素后可诊断为 DN。DN 的诊断同时需注意:尿常规检查通常没有红细胞、白细胞和管型,若有这些异常,要寻找非 DN 的原因;DN 绝大多数同时并存视网膜病变,若无视网膜病变,也要考虑非 DN 的疾病;病程多在 5 年以上,在患糖尿病 5 年内就发生 DN 是罕见的;短期内出现大量蛋白尿或肾功能急剧恶化者,需排除其他肾脏疾病;必要时进行肾活检。

(高从容　徐茂锦)

29. 糖尿病肾病的治疗措施有哪些

糖尿病肾病是一个逐渐发展的过程,一旦临床表现比较明显,就难以逆转了,所以首要的治疗措施还是控制好糖尿病,避免发生肾脏病变。很多研究都发现,其实糖尿病和肾病是相互关联的,血糖控制好,肾病发展就慢;反之,血糖控制差,就加速肾病的发展。不管哪种类型的糖尿病,血糖控制都有利于肾脏病的治疗。一般而言,良好的血糖控制可以使 1 型糖尿病患者肾病的发生率减少 50%,使 2 型糖尿病患者肾病的发生率下降 30%。如果患者已经发生了糖尿病肾病的情况,就应该及时使用胰岛素治疗以控制血糖。

第二个措施就是控制好患者的血压,高血压是使糖尿病肾病加重的一个非常重要的因素,血压越高,肾功能的损伤就越大。患者应该饮食清淡、少吃盐,已有高血压者要毫不犹豫地坚持使用降压药物,使血压维持在正常水平。

目前对中晚期糖尿病肾病的病因治疗手段还不多,主要目的是防止糖尿病肾病的进一步发展,避免肾功能不全和尿毒症的发生。第一,要尽量减少蛋白质的摄入。蛋白质是增加糖尿病肾病发生概率的重要因素,大量蛋白质饮食会增加肾脏的负担,同时使得一些代谢产物增加,造成危害;血中肌酐和尿素氮也会增高。

所以一般要求每天每千克体重摄入蛋白质<0.8克,而且要补充优质的动物蛋白质,以补偿患者在尿中丢失的大量蛋白质。第二,避免泌尿系感染。反复发作的泌尿系感染可能加速糖尿病肾病的进展。第三,中药治疗。中医治疗肾脏病有着丰富的经验,能因人施治、辨证论治,对治疗糖尿病肾病可能有帮助。

当肾脏病变已发展到尿毒症阶段,除了上面所说的措施以外,还需要进行腹膜透析或者血液透析,以便把血液中的代谢产物排出体外。若有条件和可能,进行肾脏移植是使患者肾功能得以恢复的唯一出路。

(徐茂锦)

30. 如何预防糖尿病肾病

肾脏是人体清洁血液的"排污工厂",当血液流过肾脏时,血液中的代谢产物、多余的无机盐、糖分等形成尿液排出体外。这座"排污工厂"里勤劳的"工人"就是肾小球,肾小球就是由许许多多毛细血管形成的球状组织。糖尿病对血管的损害无处不在,肾小球自然逃脱不了它的"魔爪"。伴随着血糖的升高,肾小球滤过功能会减退,且同时会加重高血压,形成恶性循环。

预防糖尿病肾病,需要做好如下几件事:

(1)坚持用药,控制血糖、血压、血脂及体重。确诊糖尿病之后,根据血糖水平及并发症严重程度,选择合适的治疗方案来控制血糖,还有降低血压、控制血脂等。要结合肝肾功能情况选择对肝肾功能影响较小的药物。

(2)清淡饮食。在治疗过程中,每天饮食需要清淡,部分高脂肪、高糖、辛辣的食物需要忌口,以免摄入刺激性物质导致血糖波动。由于很多患者合并有高血压,同时需减少盐的摄入。限制蛋白质的摄入量,推荐优质低蛋白饮食。

（3）监测血压、肾功能、尿蛋白。很多因素会导致血压、尿蛋白的波动,如情绪激动、劳累、血糖明显升高等。定期监测这些指标才能更好地掌握病情变化,早发现、早治疗,并及时调整治疗方案。

综合以上,才能将糖尿病肾病的患病率降到最低。

（曹晶珠　徐茂锦）

31. 如何预防糖尿病酮症酸中毒发生

糖尿病酮症酸中毒（DKA）是糖尿病急性并发症之一,是由胰岛素严重不足和升血糖激素不适当升高引起的糖、脂肪和蛋白代谢严重紊乱综合征,临床主要以高血糖、酮症和代谢性酸中毒、水电解质紊乱为主要表现。常见的病因有感染、创伤、饮食不当、手术、胰岛素不适当减量或突然中断治疗、精神刺激等。也有一些患者没有任何原因而出现了糖尿病酮症酸中毒。因此,对糖尿病患者来说,科学预防 DKA 发生必须注意以下几点:①保持良好的血糖控制;②预防和及时治疗感染及其诱因,加强糖尿病教育;③不能随意减少胰岛素用量或暴饮暴食,增强对 DKA 的认识。在一些应激情况下,及时监测血糖及血、尿酮体。

（高从容　徐茂锦）

32. 发生低血糖反应时怎样紧急应对

以下这些情况可能出现低血糖:

（1）长期使用胰岛素。如果胰岛素剂量控制不佳,剂量过大,可能导致低血糖。

（2）运动量过大。消耗过大或者空腹状态下运动，容易导致低血糖。

（3）患者有呕吐、腹泻、进食过少或禁食时，治疗药物未相应减少或停用，也会出现低血糖。

低血糖症状初期主要表现为全身软弱无力、面色苍白、冒冷汗、心慌、发抖、精神紧张、焦虑、有饥饿感，进而表现为头痛、视物模糊、复视、意识模糊、行为异常。如果不加以控制，进一步发展，严重者可出现意识丧失、惊厥、昏迷甚至死亡。中医古籍文献中也记载了糖尿病患者容易出现"厥证"，即低血糖昏迷。因此，糖尿病患者要注意预防低血糖。

糖尿病患者一旦有低血糖的表现，应立即给予处理。如果神志清楚，病情不重，应口服甜食、巧克力、饮料、糖果等，也可以服用糖水纠正低血糖。

糖尿病患者外出时，应随身携带少量糖果糕点，一旦发生低血糖反应，可以立即吃些糖果糕点，纠正低血糖。服用阿卡波糖、伏格列波糖并与磺脲类药物、胰岛素联合应用时，应携带小包葡萄糖粉，以便发生低血糖反应时能迅速纠正。患者宜随身携带一张卡片，卡片上应写上患病情况及姓名、年龄、住址、家属联系电话或单位电话，一旦患者外出发生低血糖昏迷，便于他人将其及时送医院抢救及与家属、单位取得联系。当然，患者外出时最好还是有家属或亲友陪伴，较为安全。

（徐茂锦　张　毅）

日常养护

33. 糖尿病患者应测血糖还是尿糖

几千年前人们发现糖尿病是因为尿中有糖。唐代王焘在《外台秘要》中最先记载了糖尿病会有小便甜的症状,并将其作为判断本病是否治愈的标准。对于尿糖,日后的研究明确了是因血糖高引起的尿糖阳性,在简易血糖仪普及前,多通过测患者尿糖来估计其血糖情况。但影响尿糖的因素很多,因此,临床上监测尿糖和血糖都可以,但以监测血糖为主。

影响尿糖的主要因素有如下几种:

(1)肾糖阈的影响。首先解释一下肾糖阈的概念。正常人由肾脏的肾小球滤出的滤液中含有一定量的葡萄糖,但当尿液流经肾小管时,其中绝大部分葡萄糖会被重吸收到血液中去。因此,正常人尿液里仅有微量的葡萄糖,用一般的方法检查不出来,所以尿糖为阴性。当血糖浓度超过一定水平时,因肾小球滤出的葡萄糖超过了肾小管重吸收的能力,尿液中可出现尿糖,即尿糖阳性。肾糖阈就是尿液中不出现葡萄糖的最高血糖浓度,通常为8.9~9.9毫摩尔/升;若血糖超过这个值,就会出现尿糖。糖尿病患者合并肾脏病变时,肾糖阈升高,虽然血糖升高,但尿糖是阴性;若肾糖阈降低,虽然血糖正常,但尿糖也会出现阳性。因此,此时监测尿糖不能正确反应血糖水平。

（2）糖尿病患者合并有神经性膀胱尿潴留时,尿液不能完全排空,此时所测的尿糖还可能会包括更早滤出的葡萄糖,从而影响对结果的判断。

（3）某些药物也会影响尿糖检测结果,如水杨酸类、对氨苯甲酸、水合氯醛、吗啡、氨基比林及大量枸橼酸等,使用这些药物时可出现尿糖假阳性。

随着检测技术的提高和完善,检测尿糖在临床上应用越来越少,我们建议糖尿病患者定期用血糖仪监测血糖。

（高从容　徐茂锦　张　毅）

34. 老年人在家如何自我监测血糖

自我监测血糖是糖尿病老年患者自我管理的重要手段,通过简单、便携的血糖仪对自身血糖水平进行监测,方法快捷,准确、可靠。规范的自我血糖监测记录不仅能作为医生调整治疗方案的依据,保证糖尿病控制良好,同时也是帮助患者随时了解自己血糖水平的好方法,是减缓和预防多种并发症的有效措施。

对血糖水平的监测,要选择合适的时间段。常用的时间段为空腹和餐后 2 小时。如果病情需要,可以再加测睡前、凌晨 0 点及 3 点的血糖,以观察夜间血糖情况。医生会根据血糖情况进行用药、饮食建议的调整。一般情况下,血糖监测应由患者本人进行,如果患者年龄过大或者有严重的视力不佳、反应迟钝等,可以由家属帮助监测。使用血糖仪之前一定要学会正确操作,避免因操作不当致测定结果不准确。

测血糖的正确步骤为：①将双手用肥皂水清洗并擦干,或用酒精消毒并晾干;②用采血笔在指腹处采血;③将一滴血滴在试纸的测试薄膜上；④等候片刻，即可在血糖仪的显示屏上读出血糖数值。

（徐茂锦）

35. 糖尿病患者为何要"管住嘴"

糖尿病的医学营养治疗是糖尿病的基础管理措施，是糖尿病综合管理的重要组成部分。唐代孙思邈提出，糖尿病应当"以食治之"。所有糖尿病患者都要接受个体化的医学营养治疗，对医学营养治疗的依从性是决定患者能否达到理想代谢控制的关键因素。总的原则是确定合理的能量摄入，均衡地分配营养物质，恢复并维持理想体重。医学营养治疗又称饮食治疗，因为糖尿病患者的典型临床表现之一是"多食"以及在糖尿病患者中存在很多有关进食的误区，"医学营养治疗"多约定俗成地被叫作"饮食控制"，俗称"管住嘴"。

通过饮食摄入的总热量是影响血糖变化的重要因素，故糖尿病饮食控制的要点有二：①减少总热量摄入；②减少饱和脂肪酸的摄入。

有些糖尿病患者觉得，自己已经服用了降糖药，饮食上就可以放开了吃，必要时加大点药物剂量即可。这是完全错误的！超量饮食会引起餐后血糖急剧升高，给本已脆弱的胰腺增添更多的负担。饮食治疗是糖尿病治疗的基础，不控制饮食而单靠药物，或想以多服用些降糖药或多打点胰岛素来抵消多进食，这样做危害很大，一方面会加重胰腺的负担，同时也会引起体重增加；另一方面会还增加药物不良反应，增加低血糖发生的风险。

（徐茂锦　张　毅）

36. 糖尿病患者每天所需的能量如何计算

　　患者所需能量的多少与其身高、体重、劳动或活动强度等情况有密切的联系。因为身高、体重、劳动或活动强度等不同,每日代谢所消耗的能量是不同的。原则上,正常体重者所摄入总能量应与机体每天所消耗的能量相平衡,以保证基本的代谢需要,维持体重正常;体重超出标准体重20%的肥胖患者,应适当限制能量的摄入,从而减轻体重,增加组织细胞对胰岛素的敏感性;对于体重低于标准体重20%者,应在较好地控制血糖的前提下,适当补充足够的能量,以使体重适当上升。

　　判断患者体型是胖、瘦还是正常的方法为:标准体重(千克)=身高(厘米)-105,体重在标准体重±10%以内者为正常,超过标准体重20%以上者为肥胖,低于标准体重20%者为消瘦。

　　不同患者每天能量供给量可根据体型、劳动或活动强度,参考下表的标准进行计算(需根据年龄的增加酌情减少)。

● **不同患者每天能量供给量(千卡/千克·日)**

体型	卧床休息	轻体力劳动	中等体力劳动	重体力劳动
肥胖	15	20~25	30	35
正常	15~20	30	35	40
消瘦	20~25	35	40	45~50

　　其中,碳水化合物应占总能量摄入的50%~60%,注意选择低升糖指数的食物品种;蛋白质应占总能量摄入的15%~20%,其中至少1/2为动物蛋白;脂肪占总能量摄入的25%~30%,饱和脂肪酸应小于总能量的10%,胆固醇应<300毫克/天;膳食纤

维 25～30 克/天,食盐<6 克/天。

但在实际操作中,由于一般家庭通常几口人一起进餐,分别计算清楚每个人的摄入能量很有难度。因此,从实际出发,考虑到我们的要求是不要能量过剩,反映在体重上就是不能超重,那一般来说,进食七八分饱即可。如果体重还在上升,腰围还在增粗,说明仍是能量过剩的状态,还应该再少吃一些。

患者每日三餐的饮食量的分配也是有一定讲究的。常规糖尿病患者的三餐饮食分配依据以下 2 种方式:①按早餐 20%,午餐 40%,晚餐 40%的能量比例来进行分配;②根据个人的饮食习惯,把一天总能量摄入均分为三餐摄入。每日进餐总量和三餐分配相对固定,能使体重维持恒定,有利于病情的好转和康复。因此,我们建议糖尿病患者饮食一定要有规律。若有聚餐,就餐时应该有选择地进食,而且摄入量不要超过自己的控制标准。

(徐茂锦)

37. 什么是食物的升糖指数

在唐代就有中医文献记载不同的食物会导致糖尿病患者病情的变化。食物的升糖指数是衡量各种食品对血糖可能产生多大影响的指标。具体的测量方法就是吃一定量的某种食物,测量并记录进食后几个小时内的血糖水平,计算血糖曲线下面积和所测量的相当量的葡萄糖耐量曲线下面积进行比较,这个比值就叫作升糖指数。

升糖指数的高低与各种食物的含糖量、生熟程度、烹饪方法、温度、消化、吸收和代谢情况有关,含糖量高、消化得快、吸收得多、代谢得慢的食品,其升糖指数就高。我们日常生活中常吃的一些主食,比如糯米、小米、豆类等,一般升糖指数都比较高,但燕麦片、荞麦等粗粮升糖指数就相对较低。所以,糖尿病患者在进食时,应该选择如荞麦、燕麦等升糖指数低的食物,有利于血糖的控制。另外,蔬菜、水果、蛋类、豆制品和肉类的升糖指数要比粮食低,对血糖的影响也比较小。

(徐茂锦　张　毅)

38. 专供糖尿病患者的"无糖食品"是不是可以随意吃

糖尿病患者常常会从保健食品店买来专供糖尿病患者的"无糖食品",如无糖饼干、无糖月饼等,认为是无糖的食品就可以随意吃,这是个误区!所谓"无糖食品",指的是不含葡萄糖或蔗糖,这些食品的甜味来自糖的替代品,但都含有碳水化合物及脂肪。碳水化合物是一种多糖,经人体消化吸收以后还是能变成葡萄糖的;而且有些所谓的"无糖食品"可能含脂肪较多,吃多了仍会导致能量摄入超标,造成肥胖、血脂异常等。但是当发生低血糖反应时不要吃无糖食品,而要吃有糖食品,如巧克力、葡萄糖,因为这时需要马上补充葡萄糖。

(徐茂锦　张　毅)

39. 糖尿病患者参考食谱

(1) 体重正常的糖尿病患者参考食谱。

总能量:1900~2000千卡(注:1千卡约为4.18千焦,全书同)。

早餐:牛奶1杯、苦荞粉粥1小碗、煮蛋1个、小馒头2个(共50克面粉)、黄瓜150克。

午餐:米饭1碗、香菇蒸鸡(香菇2只、鸡肉100克)、青菜200克。番茄卷心菜汤(番茄50克、卷心菜500克)、烹调油1匙。

下午加餐：中等大小橘子 1 个。

晚餐：菜肉水饺（肉末 50 克、芹菜 150 克、面粉 120 克）。香菜拌豆腐（香菜 50 克、豆腐 200 克、麻油半匙）。

营养成分：蛋白质 70～75 克、脂肪 50～60 克、碳水化合物 290～300 克。

（2）糖尿病超重患者的参考食谱。

总能量 1300～1400 千卡。

早餐：茶叶蛋 1 个、番茄 100 克、白豆腐干 50 克、赤豆苡仁粥 1 小碗。

上午加餐：低脂奶 1 杯、全麦切片面包 1 片。

午餐：米饭 2/3 碗、盐水虾 100 克、芹菜百叶丝（芹菜 150 克、百叶丝 30 克）、菠菜汤（菠菜 100 克）、烹调用油 1 匙。

下午加餐：葡萄 6～8 粒。

晚餐：米饭 1/2 碗、萝卜炖牛肉（萝卜 150 克、瘦牛肉 100 克）、拌黄瓜 200 克、魔芋丝 100 克、烹调用油 1 匙。

晚餐后加餐：纯豆浆 1 杯。

营养成分：蛋白质 70～80 克、脂肪 40 克、碳水化合物 170～180 克，全日用盐 4 克。

（3）消瘦型糖尿病患者参考食谱。

总能量：1650～1750 千卡。

早餐：牛奶 1 杯、菜肉大馄饨 10 只。

上午加餐：番茄 1 个。

午餐：米饭 1 碗、芹菜豆腐干肉丝（豆腐干半块、瘦肉 25 克、芹菜 100 克）、蒸蛋羹（蛋 1 个）、烹调用油 1 匙。

下午加餐：西瓜带皮 250 克。

晚餐：馒头 1 个（面粉 50 克）、木耳黄焖鸡（木耳少许、鸡肉 100 克）、塔菜 200 克、黄豆芽汤（黄豆芽 50 克）、烹调用油 1 匙。

晚餐后加餐：苦荞麦糊 1 小碗(苦荞粉 25 克)。

营养成分：蛋白质 70～75 克、脂肪 50 克、碳水化合物 225～250 克。

（徐茂锦）

40. 控制饮食后饿得受不了怎么办

糖尿病患者在控制饮食之后若遇到这种情况,可采取以下三种应对措施。

(1) 检查一下控制饮食的计划是否适宜。饮食控制计划的制订一定要因人而异,不能太刻板。中医认为,饮食应符合"饥而后食,先渴而饮"原则,就是饿了吃饭,渴了喝水,按需供给。有些人心急,恨不得控制饮食的第二天就达到降低血糖的目的,但是往往因为过于严格反而导致不能持之以恒,而对于饮食控制而言,长期坚持是非常重要的。原本食量很大的患者,可以采取逐步限制饮食的方法,这样比较容易适应。

(2) 采用少食多餐的进食方法。中国自古就有少食多餐的传统,这对血糖的控制是非常有利的。每餐少吃一些,以免刺激分泌更多胰岛素。一旦出现饥饿,就可以开始进食或加餐。加餐常用牛奶、鸡蛋、蔬菜(如黄瓜、西红柿等)或豆制品等,效果就更好了。

(3) 如果饮食控制计划适宜,就必须坚持到底。糖尿病患者吃多的时候,吃进去的东西虽然消化吸收了,却无法被充分利用,只是增高了血糖。

大多数情况下,只要坚持控制饮食,身体逐渐适应了,胃口"饿小了",也就不觉得那么饥饿难忍了。

（徐茂锦　张　毅）

41. 糖尿病患者是不是越瘦越好

肥胖被认为是 2 型糖尿病最重要的危险因子。随着体重增加,体重增长维持时间越长,演变成 2 型糖尿病的危险性越高。因为大量脂肪贮存在腹部,尤其是肝脏、胰腺、肠等内脏,脂肪细胞变大、变多,产生了大量对降低血糖不利的激素,造成胰岛素抵抗。胰岛细胞长期过度工作,导致功能衰竭,诱发糖尿病。所以大家理所应当地认为糖尿病患者应该越瘦越好,这是一个误区。

首先,当血糖控制不佳时,体内胰岛素相对或绝对缺乏,身体无法很好地利用葡萄糖,为了维持机体活动,必须消耗脂肪和蛋白质,因此会出现乏力、体重减轻,甚至是糖尿病酮症等急性并发症。当体重短期内迅速减轻时,要高度怀疑血糖变化及是否有恶性肿瘤等可能。

其次,体型偏瘦的患者因体内肌肉含量偏少,对胰岛素敏感性较高,在胰岛素或促胰岛素分泌类药物使用剂量过量的情况下更容易发生低血糖。在进食量偏少及运动量偏多的情况下也容易发生低血糖。而血糖的剧烈波动易诱发心血管疾病的突发症状,长期血糖波动较大更易导致糖尿病慢性并发症当中的微血管损伤,如视网膜病变及肾脏病变。

(曹晶珠 徐茂锦)

42. 糖尿病患者如何正确运动

糖尿病治疗的基础是饮食控制和合理运动。运动的首要目的是降血糖,因为运动可以实现人体能量"支出"。当人体运动时,肌肉中的糖原被消耗,随着运动的持续,血液中的葡萄糖也会被消耗。接下来,就会消耗体内的脂肪酸。俗话说,"水滴石穿",糖尿病患者长期坚持运动,会增加对胰岛素的敏感性,动员相对少的胰岛素就能使血糖水平下调。同时,运动还能减少血液中胆固醇、甘油三酯的含量,减少内脏脂肪堆积。

那么,糖尿病患者应该如何合理运动呢? 有如下几点建议:

(1) 最有效的运动是有氧运动。有氧运动可以动员更多肌肉群加入提高胰岛素敏感性的队伍当中。常见的有氧运动有慢跑、快走及游泳等。

(2) 选择脂肪利用率高的运动。不同的运动利用的能量来源不同。短时间、高强度的运动消耗更多的是糖类。推荐强度小的运动,长期坚持可以使脂肪"自我牺牲"。

(3) 根据自己体能选择合适的运动。年龄较轻且无基础疾病的患者可适当增加运动强度,但年龄偏大且合并基础疾病的患者则应选择温和的运动,如慢走等。

(4) 选择能持之以恒的运动方式,如"每天跑步 30 分钟,坚持 1 周""每周 1 次,跑步 210 分钟",此两者在运动时间上相当,但前者的效果却要好于后者。

(5) 选择合适的服装和运动鞋。炎热的夏天,应选择透气性好的服装;寒冷的冬天,需要穿保暖且透气衣物,同时注意双脚保暖。

(曹晶珠 徐茂锦)

43. 糖尿病患者需要戒烟吗

吸烟有害健康,目前普遍建议戒烟是因为烟草中含有几百种有害物质、几十种致癌物质,其中最著名的是焦油、尼古丁和一氧化碳。焦油是致癌物质的代表,会引起肺癌和喉癌,和糖尿病、肥胖等因素综合作用会增加恶性肿瘤的发生率。而尼古丁主要会让末梢血管收缩,造成血压升高、心率增快,引发多种心血管疾病。长期吸烟引起的烟瘾也是由尼古丁造成的。一氧化碳是一种极易与血液中的血红蛋白结合的物质,它抢走了氧气在血红蛋白上的"宝座",因此,长期大量吸烟者,身体会持续处于缺氧状态。此外,烟碱会刺激肾上腺素分泌,可造成心动过速、血压升高、血糖波动。与吸烟相关的疾病还有高血压病、消化性溃疡、牙周病等。

吸烟本身不会直接影响血糖的稳定,但是烟草中的有害成分会对心血管系统造成影响,增加血液黏稠度,使血管内壁变得不光滑,更容易发生动脉粥样硬化,继而引起冠心病、心肌梗死、脑梗死、动脉闭塞等重大疾病。糖尿病本身即可损伤全身大大小小的血管,加之吸烟对血管的影响,更是加快损害的速度。

(曹晶珠　徐茂锦)

44. 糖尿病患者需要限酒吗

对糖尿病患者来说,"酒肉穿肠,血糖波动"。所以,适当控制饮酒是必须的。

首先,有人认为喝酒不会饮起血糖波动,其实不然,喝酒时往往会吃得比较多,尤其在酒桌上,大鱼大肉等富含脂肪和蛋白质的菜品会吃得多,饮食控制往往不甚理想。其次,很多人不知道,酒精可以促进胰岛素分泌,增加胰岛素的作用能力,导致一些糖尿病患者发生低血糖反应。最后,有些患者在服用降糖药物(如磺脲类降糖药)的同时饮酒,会诱发心慌气短的表现。而对于血脂控制来说,糖尿病患者饮酒也是有害无利的。多喝酒损伤肝脏功能,甚至会导致肝硬化。

中医认为,烟酒为湿热之品,容易引起患者肥胖等状态。对于肥胖的糖尿病患者,饮酒还会进一步增加体重。酒喝多了会引起"啤酒肚",也就是腹型肥胖,这不仅影响美观,也影响患者的健康。所以糖尿病患者不宜饮酒,更不能酗酒。如果糖尿病患者早有饮酒的习惯,一时难以戒断,可以少量饮用啤酒(每天不超过1易拉罐)或不甜的色酒(如干红、干白),以后逐渐减少酒量,少喝或者不喝。饮酒应以不引起血糖波动、不影响正常进食、不引起不良症状为度。不能空腹饮酒,否则易产生低血糖。

(徐茂锦 张 毅)

45. 糖尿病患者如何进行心理调节

中医学认为,精神调摄有助于疾病的康复。早在《黄帝内经》里就有"告之以其败,语之以其善"的记载,主张医生应当与患者进行沟通,抚慰患者的情绪。现代心理医学认为,糖尿病患者的心理状况对促进糖尿病的控制是十分有益的。要重视患者心理保健。神清气和、乐观愉快,使人体各组织器官的生理功能得以正常进行,对生活中所遇到的各种难题和困难,要泰然处之,善于排解,使心情始终能保持愉快轻松。具体做法如下:

(1)情绪控制法。有意识地控制自己的情绪,碰到令人愤怒的事情要注意控制,碰到情绪激动的情况要告诉自己冷静,碰到紧急的事情要让自己的情绪缓和下来。

(2)宣泄法。如果碰到让自己不开心的事情,要及时找朋友聊天、诉说,要把负面情绪和不开心的想法释放出去,不要压抑自己。

(3)转移法。如果在某个特定的环境中出现不良的情绪,可以考虑搬家或者远离不良的环境,多出去旅游,享受美好的事情,看看美好的环境。

（4）平时注意扩大社会交往范围，多走出去看看社会，参加一些有意义的活动，乐于助人。积极体验各种糖尿病的健康教育活动，认识一些糖尿病患者，建立病友团，互相取长补短，交流治疗糖尿病的经验，提高治疗的效果。

（5）根据个人不同的文化素养、兴趣爱好等特点，参加健康有益的娱乐活动，保持心情愉快，达到防病治病的目的。

（徐茂锦　张　毅）

二、甲状腺疾病

认识甲状腺疾病

1. 老年人常见的甲状腺疾病有哪些

　　老年人常见的甲状腺疾病包括各种病因导致的甲状腺功能减退症(甲减)、甲状腺功能亢进症(甲亢)、甲状腺结节和甲状腺癌等。老年人的甲状腺疾病比较常见,但是往往容易被忽视或者漏诊。

　　如果出现全身无力、关节僵硬、四肢麻木、记忆力下降、嗜睡、食欲减退、怕冷、耳鸣、反应迟钝、体重增加、腹胀、大便干燥、胸闷、气短等,提示可能患有甲状腺功能减退症,体格检查可发现甲减的患者皮肤蜡黄、干燥少汗,眼睑、面部水肿,心率缓慢,心音低钝,病情严重者还可出现昏迷、全身黏液性水肿。

　　而得了甲状腺功能亢进症,就会出现怕热、多汗、皮肤温暖潮湿、低热、疲乏无力、体重锐减,同时容易出现兴奋、紧张、易激动、消化吸收不良、焦躁易怒、心悸、气促、胸闷、食欲亢进、腹泻等表现。如果有甲状腺肿大、眼球突出和手抖等情况,患甲状腺功能亢进症的可能性就更大了。但有些老年甲状腺功能亢进症患者症状不十分典型,有的表现为食欲下降,饭量减少甚至出现厌食;有的表现为抑郁、淡漠。这些表现如果出现在老年甲状腺功能亢进症的患者中,就不易识别。

甲状腺结节或者甲状腺癌往往通过体格检查或超声波检查发现,也有的患者是通过自己触摸颈部发现肿大的结节,或者亲属发现患者的颈部肿块来就诊的。

(胡 予 沈继平)

2. 碘和甲状腺疾病有什么关系

碘和甲状腺疾病关系极为密切。碘元素是甲状腺激素合成所必需的基本原料,是机体不可缺少的营养物质。碘摄入量与患甲状腺疾病风险的关系呈现一个"U"字形曲线,即碘的摄入量过低或过高都会导致甲状腺疾病的患病风险增加。目前国际权威组织对碘摄入的基本要求是"维持持久的适量碘营养水平"。

机体缺碘可以导致一系列疾病,从单纯性甲状腺肿到表现为智力低下的克汀病;更大的危害是缺碘影响妇女的生育能力,造成大量子代患以轻度智力落后为特征的亚临床型克汀病。但是,碘摄入过多也对机体有害。近年来发现,随着碘摄入量增加,格雷夫斯病、甲状腺功能减退、自身免疫性甲状腺炎甚至甲状腺癌的发病率迅速增加。尤其是来自碘缺乏社区、本身属于碘缺乏的人群和有自身免疫背景的人群,当过量补碘后,更易发生甲状腺损伤。

(胡 予 沈继平)

3. 如何判断自己是缺碘还是碘过量

可以到专业检测机构进行测定,测定的内容包括血清碘和尿碘。因为碘在血中很快被代谢,所以血碘的检测结果可能无法反映机体碘代谢的真实状态。因此,建议使用尿碘(UI)进行评估。

　　UI 的检查又包括 24 小时 UI 排泄率（需留取 24 小时尿液）、即时 UI 浓度（多为清晨或空腹尿）、UI 浓度与尿肌酐浓度比值。目前通常使用平均尿碘浓度（MUI）来评估某个地区的碘摄入是否充足，即 MUI 为 100～199 微克/升是足量碘摄入；MUI 为 200～300 微克/升是超足量碘摄入；MUI＞300 微克/升是碘过量。

　　为了保证检测结果的正确性，留取样本时应注意：①不要因为检查而刻意改变饮食，应该继续正常饮食，但不要喝酒，同时要尽量停用各类药物。②留取尿液检查时要注意，因为是需要留取 24 小时的尿液，所以尿液需要在冰箱的低温环境中冷藏，尤其是在夏天，要防止污染和保持其酸碱度的稳定；如果没有冰箱，应该放在阴凉通风的地方，环境温度不能超过 25 ℃，而且需要防止混入其他物质，如血、脓或阴道分泌物等。

（胡　予　沈继平）

甲亢和甲减

4. 甲亢一般都是由哪些原因引起的

（1）由于各种原因，导致自身甲状腺激素分泌过多。甲状腺功能亢进症最常见的原因是格雷夫斯病，占全部甲状腺功能亢进症病例的85％～90％。格雷夫斯病的发病机制比较复杂，自身免疫功能紊乱是主要的原因。

（2）甲状腺滤泡破坏使得甲状腺激素增多，主要是由亚急性和慢性淋巴细胞性甲状腺炎引起。因为当甲状腺发生炎症时，甲状腺滤泡上皮细胞破坏，进入血液循环中的甲状腺激素量增加，可引起暂时性的甲状腺功能亢进症。

（3）其他原因。主要包括有些患者补充了大量甲状腺激素或含碘药物所致医源性甲状腺功能亢进症，还有卵巢甲状腺肿和转移性甲状腺癌。

（胡　予　沈继平）

5. 患甲亢一般会有哪些表现

甲亢的临床表现多样且复杂，多数起病缓慢。强烈的精神刺激、严重的感染、过度疲劳都可以诱发甲状腺功能亢进症。不同患者之间疾病的轻重程度差别很大。患甲亢后,全身各个器官和系统都可能受到影响,主要的表现为高代谢症状、甲状腺肿大和相关的眼部症状。具体如下:

(1)因为甲状腺激素分泌过多引起的高代谢症状,甲状腺功能亢进症患者怕热、出汗多,皮肤总是温暖潮湿的。患者食欲大大增加,体重却下降明显,由于蛋白质和脂肪被大量消耗,患者自觉非常疲劳,有时伴有低热。患者还会出现情绪易激动、精神紧张、焦躁易怒、思想不集中、失眠、记忆力减退。心脏方面可能有胸闷、心悸、气短的症状,在睡眠和休息时心率仍然很快,达到90～120次/分,还可以出现心律失常,以房性早搏多见,也可发生阵发性或持久性心房颤动(房颤)或心房扑动(房扑);有的患者可能出现心脏增大,严重时可以出现心力衰竭。消化方面主要表现有食欲亢进,消化吸收不良,胃肠道蠕动快,频繁排出糊状大便,有时混有不消化的食物。患者肌肉无力,可能出现肌肉萎缩。甲亢还会使骨骼脱钙导致骨质疏松。当然,不是所有的老年人得了甲亢都会有这样的表现,有些老年甲亢患者表现为反应迟钝和淡漠,也千万不要忽视。

(2)甲状腺肿大,一般为弥漫性、对称性肿大。肿大的甲状腺会随吞咽动作上下移动,有时还会触摸到甲状腺里的血管震颤。

(3)甲状腺眼症。患者会有单侧或双侧眼球向前突出,眼裂增宽,眨眼次数减少,有畏光、流泪、复视、视力减退症状,严重时会失明。

(胡　予　沈继平)

6. 诊断甲亢一般需要做哪些检查

诊断甲亢需要做血液检查、彩超检查和同位素摄碘率检查等项目。

血液检查包括 T3、T4、FT3、FT4、rT3、TSH 等甲状腺功能的指标。FT3 和 FT4 是游离的 T3 和 T4，FT3 和 FT4 较少受到体内其他因素的影响，能够更准确地反映甲状腺激素的水平变化。TSH 的全称是促甲状腺激素，它是由甲状腺的上一级调控组织垂体分泌的。TSH 能够更灵敏地反映人体甲状腺功能的改变。

甲状腺功能亢进症的血液检查还包括血清甲状腺球蛋白、促甲状腺激素受体抗体、甲状腺球蛋白抗体、抗甲状腺微粒体抗体等，这些检查能帮助我们查明是什么原因引起的甲状腺功能亢进症。此外，诊断甲亢的血液检查还包括血常规、肝肾功能等检查项目。

能引起甲亢的原因有很多种，所以甲状腺彩超在甲亢的诊断中非常重要，例如格雷夫斯病的超声典型表现有"火海征"，毒性多结节性甲状腺肿引起的甲亢超声图像会看到多发性、大小不等的结节。不同病因所致的甲亢在图像上会有不同的表现，做彩超检查可以帮助我们做出诊断，从而有利于制订不同的治疗方案。

此外，根据甲亢的不同病因，甲状腺的摄碘率会有截然不同的变化。第一种情况，对于有甲状腺摄碘功能增强的甲亢来说，甲状腺摄碘率是增加的；第二种情况，对于引起甲状腺摄碘功能降低的甲亢而言，摄碘率是降低的。常见的格雷夫斯病、毒性多结节性甲状腺肿、高功能腺瘤、垂体甲状腺功能亢进症属于第一种情况，而外源性摄取过多的甲状腺素、亚急性甲状腺炎引起的甲状腺功能亢进症属于第二种情况。最常见的甲状腺功能亢进症格雷夫斯病表现为甲状腺摄碘率的增高，摄碘高峰前移。

（胡　予　沈继平）

7. 如何判断甲状腺肿大的程度

得了甲亢,很多患者都会出现甲状腺肿大。甲状腺肿大俗称"粗脖子""大脖子"或"瘿脖子"。甲状腺肿大的分度是评价甲状腺疾病严重程度和观察治疗效果的一项重要指标,判断甲状腺腺体的肿大,可以依靠触诊或者是超声检查来判断。正常人体的甲状腺由于位置靠后,表层有皮肤组织、筋膜、颈部肌肉以及甲状腺被膜的覆盖,即使仰头也很难触摸到甲状腺腺体,而肿胀的甲状腺则可以被触摸到。临床上将甲状腺肿大分为三度:一度肿大是能够摸到但看不到甲状腺肿;二度肿大是有明显肿大且范围没有超过胸锁乳突肌后缘;三度肿大是肿大范围超过了胸锁乳突肌后缘。

(胡　予　沈继平)

8. 甲亢也会引发房颤吗

在老年人中,房颤是一种常见的心脏疾病,引起房颤的病因很多,常见的包括心肌缺血、心脏瓣膜病变和心脏传导束的病变。有些老年甲亢患者会因为心悸去心内科门诊就诊,做心电图检查显示为心房颤动或房性期前收缩,医生给予常规抗心律失常药物治疗,疗效欠佳,然后会更换不同的抗心律失常药物反复治疗,非常容易漏诊。这类患者要特别注意有没有甲亢的其他症状,如果无法确定,只需要做一下甲状腺激素水平监测,就能够做出明确的诊断了。如果是甲亢所致的房颤,不治疗甲亢,房颤很难控制。此外,如果没有能够及时诊断甲亢,随着甲亢病程的延长,长期心脏负担增加,可以引起心脏扩大,严重者会有心功能不全的表现,如胸闷、气促、不能平卧、下肢水肿等，尤其在有基础心肺疾病的老年患者中多见。

（胡　予　沈继平）

9. 甲亢性心脏病该怎么治疗

甲亢是一种对人体的新陈代谢有破坏性的疾病。患者患病后可以表现为饥饿、体重减轻、高血压和发热，也可能在患病很长一段时间后引起甲状腺心脏病。甲状腺疾病引起的心脏疾病症状主要包括心律失常，长时间后出现心脏扩大、心衰等。通常情况下，只要甲状腺疾病控制平稳，心脏疾病就可以得到良好的恢复甚至痊愈。但是有些患者由于治疗不及时、年龄过大等，扩大的心脏无法回缩，从而导致永久性心脏病。

甲亢性心脏病在治疗上主要有以下几种方法：

（1）药物治疗：可以使用甲巯咪唑（他巴唑）、丙基硫氧嘧啶等常用药物。在治疗中根据甲亢的症状，药物剂量应适当调整。

（2）放射性碘治疗：对于甲亢性心脏病患者来说，用放射性碘治疗是合适的。

（3）外科手术治疗：一般采用甲状腺次全切除术。凡疑合并甲状腺癌者应施行手术。

（胡　予　沈继平）

10. 甲亢患者为什么眼睛会突出

甲状腺相关眼病是格雷夫斯病常见的并发症之一，又常被称为"甲亢性突眼"，它是由多种因素造成的复杂的眼眶疾病。突眼的成因目前研究已经比较多了，主要是由眼眶周围细胞浸润、水肿以及结缔组织增生所致。主要影响眼外肌、泪腺和眼球后脂肪。突眼可单独存在,或与弥漫性甲状腺肿、胫前黏液水肿伴随出现,或三者同时在一个患者身上出现。甲亢性突眼多与甲亢同时发生,但也有部分患者在甲亢缓解或治愈后出现、加重或恶化。

(胡 予 沈继平)

11. 甲亢和糖尿病有关系吗

甲亢和糖尿病都是老年人常见的慢性疾病,有很多相似的地方。这两种疾病都会导致很多并发症出现,如果没有得到有效的治疗,后果是很严重的。在很多时候,这两者是相伴随发生的。如果甲亢的患者在经过正规治疗后,消瘦、乏力、食欲亢进等临床症状无好转甚至加重,要及时检查血糖或葡萄糖耐量试验。通过检查可以协助诊断甲亢是合并了糖尿病,还是暂时的糖代谢紊乱。患者如果患有甲亢,甲状腺激素水平就会增多,加速肝糖原分解和糖原异生,使餐后血糖升高,导致糖耐量降低或糖尿病加重。

(胡 予 沈继平)

12. 老年甲亢患者饮食上需要注意什么

老年甲亢患者合理饮食非常重要,有助于疾病的康复。若无其他特殊的患病情况和禁忌,要多摄入高能量、高糖类(碳水化合物)、高蛋白质的饮食,补充充足的水分。

患有甲亢时,患者体内消耗的能量增加,甲亢患者一般较正常人增加 $50\% \sim 70\%$ 的能量消耗,故需增加每日的能量供应,才能纠正体内的能量消耗，每日能量供给以 3 000～3 500 千卡（12 540～14 630 千焦）为宜。同时，甲亢患者出汗多，而且可能有腹泻，水分丢失多，故每天饮水需要达到 2 500 毫升左右。此外，甲亢患者体内过多的甲状腺激素能加速蛋白质分解，引起负氮平衡，故应增加蛋白质摄入，每日每千克体重供应蛋白质 1.5～2.0 克。适当选用蛋类、肉类、淡水鱼类和豆类等食物，动物蛋白质供给量应占蛋白质总量的 1/3 左右，不要过多食用动物性蛋白质，应适当增加碳水化合物供给量，通常占总能量的 60%～70%。因为碳水化合物可以起到节省蛋白质的作用，若供给充足，可使蛋白质发挥其特有的生理功能，可选用馒头、面包、土豆、南瓜等淀粉类食物。如果有血糖增高的现象，则需控制精制糖（如蜂蜜、白糖等）的用量。摄入适量的脂类，应选择含不饱和脂肪酸较多的油类，如大豆色拉油、葵花籽油、花生油等，少食动物性脂肪。其次，要补充丰富的维生素和无机盐，最好选用富含维生素 A、维生素 C 和 B 族维生素的食物，如胡萝卜、绿色蔬菜和水果等。

此外，由于甲亢患者体内钙、磷转运加速，为防止骨质疏松和病理性骨折，特别是症状长期不能控制者或腹泻患者，可以选用富含钙、磷的食物，如牛奶、坚果等。患甲亢时，由于患者肠蠕动增加，锌吸收减少，多汗也可导致锌丢失，可选择瘦牛肉、瘦猪肉、四季豆等，以补充锌。对于合并低钾周期性麻痹的患者，要选用富含钾的食物，如香蕉、菠菜等。甲亢患者忌食含碘高的食物，如海带、紫菜、海鱼、发菜、碘盐等。目前许多常用的保健药品均含一定量的碘剂，甲亢患者需要尤其注意。

从中医学观点来说，饮食调摄要注意食物的性味功能，食物宜选具有滋阴功效的，避免温热、辛辣刺激性食物。

简单来说，老年甲亢患者的饮食注意事项可以归纳为"三高一忌一适量"：高碳水化合物、高蛋白质、高维生素饮食，忌含碘丰富的食物或药物,适量补充钙、磷等无机盐。

(胡 予 沈继平)

13. 老年甲亢患者生活起居上需要注意什么

运动方面,甲亢患者在不同疾病阶段的运动量是不同的。如果甲亢症状较重或是处于甲亢确诊后治疗的初期。应该限制运动,可以卧床休息,这样可以减少身体的消耗,避免加重身体的负担,有利于疾病的恢复。当甲亢症状得到控制,疾病完全缓解之后,可以进行适当的运动,这样有助于增强体质,但不能过度劳累。那些非常激烈、对抗性和冲突性很强的运动不适合甲亢患者;适度的有氧运动,如慢跑、游泳、骑自行车等则较为适宜。

生活要规律,注意劳逸结合,避免过度劳累,居住环境要保持安静,避免过度嘈杂。因为甲亢患者虽多食多饮,但消化吸收较差,身体比健康人虚弱,因此不宜经常熬夜、饮食无度和剧烈活动。避免情绪剧烈波动,患者要学会控制自己情绪,家人及同事也应理解患者,遇事积极沟通解决,创造一个较好的环境,以利患者康复。

日常生活中要注意预防感染。甲亢患者由于自身免疫反应的缘故,白细胞计数常低于正常值,而用于治疗甲亢的药物,如丙硫氧嘧啶或甲巯咪唑(他巴唑)等,也可能对白细胞有不同程度的影响。因此,对于老年人而言,增强免疫力、预防感染显得相当重要。

另外,甲亢性突眼的患者因为很容易出现视力疲劳,要避免长时间注视电视、电脑,避免长时间读报、看书,减少对眼部的刺激。

(胡 予 沈继平)

14. 甲减一般有哪些症状

甲状腺功能减退症(甲减)的表现多种多样,缺乏特征性,在老年患者中尤其如此。甲减患者中有很大一部分没有任何表现,仅仅在检查时发现有血指标异常,我们称之为亚临床性甲状腺功能减退症(亚甲减)。而临床性甲减相对常见的表现包括:容易疲劳,自觉全身无力、关节疼痛、嗜睡、怕冷、食欲下降,大便干结等;部分患者表现为记忆力减退、手足肿胀感或水肿、体重增加、皮肤干燥少汗;有些老年患者则表现为性格改变、兴趣缺乏、言语减少、语速缓慢,容易被误诊为抑郁症或者早老性痴呆。随着病程延长和病情加重,有些患者会出现表情呆滞、反应迟钝、声音嘶哑、听力障碍、面色苍白、体温不升、面部及眼睑水肿和下肢非凹陷性肿胀等;特别严重的患者可以出现昏迷甚至死亡。大多数甲减患者心率比较缓慢,也可以有心律不齐。实验室检查可见贫血、血脂增高等。

(胡 予 沈继平)

15. 老年人罹患甲减会对心脏造成危害吗

答案是肯定的,甲减会引发心脏疾病,是一种由于甲状腺素合成、分泌不足或生物效应不足而引起心肌收缩力减弱、心排血量和外周血流量减少等一系列症状和体征的内分泌紊乱性心脏病。甲减时,甲状腺激素不足,心肌许多酶活性受抑制;同时,甲减导致心肌收缩力减弱,心肌对儿茶酚胺敏感性降低或心肌儿茶酚胺受体减少,致使心肌发生非特异性心肌病变,心脏扩大呈球状,促使甲减性心脏病的发生。老年人甲减起病缓慢、表现不典型,许多症状往往归于老年性改变而不加重视,心血管系统的改变又酷似冠心病或高血压性心脏病等,故容易误诊。所以,老年人应该重视甲状腺功能减退的情况,及时治疗,减少甲减导致的心脏疾病的发生。

（胡　予　沈继平）

甲状腺结节

16. **甲状腺结节有哪些表现**

甲状腺结节是指在甲状腺内的肿块，可随吞咽动作随甲状腺上下移动。甲状腺结节是临床常见的病症，可由多种病因引起。有些患者可以摸到自己颈前甲状腺部位有结节肿大，但绝大多数患者没有临床症状，甲状腺功能也是正常的。有些人会感到颈部疼痛或者咽喉部异物感，甚至有压迫感，如果甲状腺结节发生囊内自发性出血时，疼痛感会更加剧烈。

（胡　予　沈继平）

17. **为什么甲状腺结节患者人数逐年增加**

目前，患甲状腺结节的患者越来越多，导致这个现象的原因有以下几点：

（1）现代科学技术发展，检测技术水平提高。随着目前彩超技术逐步发展，检查的精确度越来越高，很多以往无法发现的甲状腺结节越来越多地被发现，看似是发病率增高了。

（2）人群平均寿命延长。甲状腺结节的发病同年龄密切相关，且同年龄增长呈正相关，年龄越大，甲状腺结节发病率越高。

我国 60 岁以上老年人的甲状腺结节检出率高达 62%,其中男性约为 55%,女性约为 75%。当检测高龄老人(患者年龄>80 岁)时,甲状腺结节的检出率更高,可达 77%,仍是女性高于男性。这可能与女性的特殊生理因素、雌激素水平及妊娠时机体的特殊需求等有关。

(3)人群健康意识和对疾病的关注程度增加。随着生活质量的提高,更多老年人关注自身健康,进行常规体检,提高了甲状腺结节的检出率。

(4)与不同地区碘的摄入量有关。碘缺乏和碘过量均可促进甲状腺形成结节,而碘过量更易诱发该病。

(5)与自身免疫因素有关。格雷夫斯病和桥本甲状腺炎的患者较健康人群更易罹患甲状腺结节。

(6)与电离辐射暴露有关。放射线剂量同甲状腺结节患病密切相关,如果患者在小时候接触了异常的电离辐射,更会增加罹患甲状腺结节的概率。过多的影像学检查也能增加甲状腺结节的发生率。

(7)其他因素。吸烟、肥胖、糖尿病、高血压等,与甲状腺结节的形成均有一定相关性。

(胡　予　沈继平)

18. 老年人为何会得甲状腺结节

目前为止,甲状腺结节的病因并未完全明确。年龄是甲状腺结节形成的独立危险因素之一。随着年龄的增大,甲状腺器官自身出现衰老退化改变,主要表现为甲状腺细胞纤维化变性、炎性细胞浸润、滤泡变小以及结节的形成等。当存在某些因素,如碘缺乏、持续的高碘状态、使用含锂药物、大量摄入木薯类植物等外界刺激时,甲状腺激素的合成受到抑制,反馈性增加促甲状腺激素的产生。

除此以外,老年人患甲状腺结节的原因与年轻人群相似,包括遗传因素、碘的不适当摄入(过量及缺乏)、颈部 X 线接触暴露、自身免疫性甲状腺疾病、某些危险因素(如吸烟、肥胖)和特定疾病(如高血糖、高血压、脂肪肝、高血脂)等。

(胡　予　沈继平)

19. 发现甲状腺结节,需要完善哪些检查

一般来说,很多患者都是在常规体检做甲状腺彩超的时候发现甲状腺结节的,甲状腺彩超检查可以明确甲状腺结节的大小和性质。除了甲状腺彩超外,还应该及时到正规医院完善其他相关检查,比如血液检查、同位素摄碘率检查等项目。

血液检查是指甲状腺功能全套检查,包括 T3、T4、FT3、FT4、rT3、TSH,以及血清甲状腺球蛋白、促甲状腺激素受体抗体、甲状腺球蛋白抗体、抗甲状腺微粒体抗体、血清降钙素等。FT3 和 FT4 是游离的 T3 和 T4,FT3 和 FT4 较少受到体内其他因素的影响,能够更准确地反映甲状腺激素水平的变化。TSH 的全称是促甲状腺激素,它是由垂体分泌的控制甲状腺素合成和释放的重要激素。TSH 能够更灵敏地反映人体甲状腺功能的改变。最好还要完成同位素摄碘率的检查,也有助于明确甲状腺结节的性质。做这些检查的目的是明确诊断,了解有无自身免疫性甲状腺炎,有无甲状腺髓样癌等,尤其在有甲状腺髓样癌家族史或多发性内分泌腺瘤病家族史者更应重视。

此外,根据需要还可以进行磁共振、CT 或细针穿刺细胞学(FNAC)检查。怀疑结节恶性变的人应进行 FNAC 检查,即用穿

刺抽取部分结节细胞行病理检查。

（胡　予　沈继平）

20. 患了甲状腺结节一定要"开刀"吗

老百姓听说甲状腺上长了东西，往往最关心的一件事就是"这个结节要不要紧？要不要开刀？"。其实大家都知道，甲状腺是人体非常重要的内分泌腺体，如果开刀，不但会在颈部留下一条疤痕，还可能影响甲状腺功能，需要终身吃药。所以，大家都会比较顾虑。其实要不要开刀手术治疗，还是需要根据甲状腺结节的性质决定。恶性的甲状腺结节一般都建议手术切除，良性的结节除了压迫气管引起呼吸困难、影响颈部美观或者胸骨后的甲状腺肿等情况，其他情况可以不用手术。

值得庆幸的是，在所有甲状腺结节中，大部分是良性的，恶性肿瘤的可能性不大。但是也不能掉以轻心。如果甲状腺结节质地比较硬、表面粗糙、位置固定、活动性较小、超声检查提示回声不均匀减弱或钙化，则需要格外重视，需要及时去医院就诊做进一步检查。

（胡　予　沈继平）

21. 服中药可以让甲状腺结节消失吗

老百姓比较相信中医治疗，但对于甲状腺结节，中药一般不能起到使结节消失的作用。其主要原因是甲状腺结节是甲状腺内出现一个或多个组织结构异常的团块，其原因非常复杂，目前尚无定论。临床上有部分患者可以通过服用甲状腺素片来抑制机体促甲状腺激素的产生，从而使结节缩小，而非"消失"。但这种方法在老年患者中并不推荐,因为其风险大于其可能的获益。除了手术可以使结节"消失"外,还没有一种治疗方法能够使甲状腺结节"消失"。

(胡　予　沈继平)

22. 得了甲状腺结节,饮食要注意什么

甲状腺结节现在已经成为临床上的常见病和高发病,在人群中发病率很高。甲状腺结节患者在饮食方面,平时应注意减少碘的摄入,如果结节不大,一般没有特别的饮食禁忌。

如果是伴有甲状腺功能异常的结节,尤其是已经合并甲亢的患者,就应该避免碘的过量摄入,尤其是对海带、紫菜等海产品以及加碘盐应该给予相应的限制,同时需要避免进食辛辣、刺激性的食物,比如酒、咖啡等,也要避免进食特别油腻的食物。如果伴有甲状腺功能减退,可以适当摄入海产品或者加碘盐,选择比较清淡的软食。如果是甲状腺结节比较大,对周围组织器官造成压迫,产生吞咽困难,在饮食上应该以流质或者半流质等软食为主,以免加重吞咽困难的情况。

(胡　予　沈继平)

桥本甲状腺炎

23. 什么是桥本甲状腺炎

桥本甲状腺炎(又称桥本病),由日本学者桥本在1912年首先报道,故以他的名字命名。该病是一种自身免疫性疾病,表现为甲状腺组织被大量淋巴细胞和浆细胞浸润,故又称为慢性淋巴细胞性甲状腺炎。本病多见于中年妇女,常常表现为甲状腺肿大,伴有结节,质地韧,偏硬,无压痛。早期甲状腺功能检查多在正常范围内,但血清甲状腺球蛋白抗体、甲状腺微粒体抗体明显增高。B超检查多提示甲状腺弥漫性病变。随着年龄增加,病情发展,老年患者多出现怕冷、水肿、食欲不振、便秘、皮肤粗糙等甲减症状。极少部分患者(约5%)可出现一过性甲亢,表现如心慌、出汗等;少数患者可有突眼,但程度一般较轻。还有更少部分患者有一些特殊的表现,如不孕、甲状腺淀粉样变性和桥本脑病等。

(胡　予　沈继平)

24. 桥本甲状腺炎能根治吗

桥本甲状腺炎目前无法根治,治疗的主要目的是纠正甲状腺功能异常或缩小肿大的甲状腺。若甲状腺仅呈轻度的弥漫性肿大,且没有甲状腺功能异常,一般不予治疗,密切随访即可。若有甲减表现,则给予甲状腺素片替代治疗,老年患者的治疗遵循"小步慢走"原则,注意剂量个体化。甲状腺肿大明显并伴有压迫症状或高度怀疑有恶变可能的患者,可通过手术治疗。对于老年人,一般不推荐采用左甲状腺素片治疗缩小肿大的甲状腺。

（胡　予　沈继平）

25. 确诊桥本甲状腺炎后应多久复查一次

桥本甲状腺炎的治疗是一个缓慢、长期的过程,具体的治疗方案需要结合每个患者的详细情况,因人而异,一般早期检查频率略高,稳定后一般半年检查一次即可。

（胡　予　沈继平）

三、骨质疏松

认识骨质疏松

1. 什么是骨质疏松症

　　骨质疏松症是一种年龄相关的，以骨量减少、骨强度减低、骨折风险增加为特征的骨骼系统疾病，常见于绝经后女性。骨质疏松是老年人的常见病和多发病。骨强度反映了骨骼的两个主要方面：骨密度和骨量。

　　按其发生的原因，骨质疏松症分为原发性和继发性两大类。原发性骨质疏松症又分为绝经后骨质疏松症（Ⅰ型）、老年性骨质疏松症（Ⅱ型）和特发性骨质疏松（包括青少年型）3 种。由其他疾病或药物等一些因素所诱发的骨质疏松症称为继发性骨质疏松症。而临床中最多见的是绝经后骨质疏松症及老年性骨质疏松症。骨质疏松不等同于骨质疏松症，骨质疏松是疾病过程，没有任何症状，当出现骨痛、脆性骨折时称为骨质疏松症。

（胡　予　沈继平）

2. 为什么骨质疏松症有时被叫作"静悄悄的流行病"

　　骨质疏松症发病非常隐匿，临床表现也非常不典型，由于在发生骨折前可以没有疼痛或其他症状，患者在骨折之前往往不知道他们有骨质疏松症,但它已经悄无声息地在人体内逐渐发展,直到发生了脊柱、髋部和腕部的骨折才被察觉,所以称之为"静悄悄的流行病"。很多患者认为自己没有骨痛,就不会有骨质疏松的可能,其实不然。我们发现,骨量丢失一般不会引发疼痛,不少人在不小心骨折后才发现自己有骨质疏松。而骨折的发生往往会导致骨量进一步大量丢失,从而造成一个恶性循环。由于骨质疏松是可治、可防的疾病,预防更重要,所以应该重视骨折发生前的骨质疏松症的诊断和治疗。

(胡 予 沈继平)

3. 骨质疏松到底是什么原因引起的

引起骨质疏松的原因有很多种,比较明确的有以下几个原因:

(1)营养因素。饮食中钙的摄入不足是导致骨质疏松的重要原因。

(2)缺少活动。运动、日光照射、重力负荷因素与骨量多少和骨质疏松症的发生有密切关系。现代人缺乏运动,日照也少,是骨质疏松的重要原因。

(3)遗传因素。遗传因素也是骨质疏松症发生的一个重要原因。

(4)内分泌激素因素。雌性激素、甲状旁腺激素、降钙素、活性维生素 D 等 4 种激素对人体骨骼的强度非常重要,缺乏这些激素容易导致骨质疏松的发生。

(5)失用因素。因骨折或慢性病而需长期卧床的患者,可并发骨质疏松症。一般认为,机体长期处于静止状态时,肌肉活动减少,骨缺少肌肉刺激,骨母细胞减少,正常骨的代谢过程遭到破坏,破骨细胞相对活跃,造成骨骼中的钙溶出,尿中的钙排出增加,最终导致骨质疏松症。

(胡 予 沈继平)

4. 为什么女性容易发生骨质疏松

男性的骨峰值平均比女性高 15%。因此,在年龄增长而发生骨密度下降之前,男性有更多的骨储备,而且男性不会像女性那样在绝经后出现骨量的加速流失。但这并不是说男性的骨量不会随年龄增长而逐渐减少,只是与绝经后女性的加速骨量丢失相比,男性的骨量减少相对缓慢,持续时间较长。所以,女性比较容易发生骨质疏松。

(胡 予 沈继平)

5. 骨质疏松和骨质增生是一回事吗

骨质疏松是因为特发性疾病或中老年钙质的流失造成的骨量减少、骨骼结构的疏松,主要表现为骨密度降低。骨质疏松容易造成骨痛和骨折。

骨质增生是随着年龄增大、退行性变引起的骨质劳损增生,可以产生骨刺及骨结构的改变,一般和劳累受凉以及活动较多、劳损等有关系,骨密度不一定有变化而且骨量不一定减少。

骨质疏松可以加重骨质增生,更容易造成骨折。

(胡 予 沈继平)

6. 患了骨质疏松症,补钙就可以吗

这个认识是错误的。大家都知道骨质疏松症的发病原因之

一是缺钙,但是缺钙并不是患病的唯一病因。一些患者武断地认为治疗骨质疏松就是单纯补钙,这是错误的观念,骨质疏松症绝非简单的"缺钙",也不是依靠单纯补钙就可以纠正。骨质疏松症是一种全身代谢性骨骼疾病,特点是骨量减少、易于骨折。老年人全身脏器功能减退,特别是肾功能衰退明显,致使体内活性维生素 D 缺乏,继而引起人体对钙的利用率下降,骨量减少,并且肌肉平衡能力下降,更易跌跤,使骨质疏松造成的骨折发生率也大大上升。此外,女性进入更年期,由于卵巢功能衰退,体内雌激素骤减,也会加速骨量丢失,加重骨质疏松症状。所以,骨质疏松病因多种多样,要在医生的指导下做正规的检查和治疗,盲目补钙对骨质疏松并无帮助,甚至可能适得其反,增加治疗的难度和复杂性。

(胡 予 沈继平)

7. 老年人哪些生活方式易导致骨质疏松

这些不良的生活方式容易导致骨质疏松:

(1)吸烟。无论男性或者女性,吸烟都会增加骨折的风险。女性吸烟可以降低雌激素的水平,更早出现骨丢失。吸烟人群的骨折风险增加还同吸烟人群普遍较瘦,皮下脂肪少,当臀部着地摔倒时,不能为骨骼提供足够的保护有关。

(2)过量饮酒。酒精的过量摄入与骨质疏松症有关。过量饮酒可以导致骨质疏松症及骨折风险增加,但是少量饮酒可能起到保持骨密度的作用。

(3)运动减少。运动、日光照射、重力负荷因素与骨量多少和骨质疏松症的发生有密切关系。运动时,神经内分泌调节为骨骼提供充分的矿物营养,使全身和局部骨钙含量增加;运动还可以对骨骼保持一定的机械刺激，刺激成骨细胞活性，增加骨形成；运动锻炼还可使绝经期妇女的雌激素分泌轻度增加。

（胡　予　沈继平）

8. 老年人骨质疏松为什么容易发生髋部骨折

发生髋部骨折有以下两方面的重要因素：①存在低骨量；②一定的外力作用于骨，通常见于摔倒时。老年人患骨质疏松症及发生摔倒，这两种风险均增加。

髋部骨折常发生在家庭环境中，绝大多数情况为患者在站立位时向一侧或向后摔倒。摔倒时的力量通过髋部骨结构传递，其直接结果是引起骨折。由于骨强度减弱，加上这种摔倒的非正常冲击力，髋部骨折就更容易发生。老年女性的骨强度减弱及骨结构的改变使她们更容易发生此类骨折，偶尔也会在并无任何外力撞击、仅在负担自己体重的情况下发生骨折。

有些稍微肥胖的患者不易发生骨折，其中的原因主要是这类患者往往骨骼周围的脂肪组织较为肥厚，在跌倒时会起到一个缓冲作用，力量直接作用于骨骼的较少。而瘦弱的女性往往髋部的脂肪组织较少，一旦受力，很容易骨折。髋部骨折根据骨折发生于髋关节囊内或囊外分为囊内骨折和囊外骨折。

（胡　予　沈继平）

9. 老年人发生髋部骨折后该怎么治疗

为了使患者能重新行走，对骨折进行修复很有必要。以下两种方法较为常用：

（1）移除组成髋关节的股骨上端，进行股骨头人工关节置换，即半髋关节置换,有时还需要置换髋臼和关节窝在内的整个髋关节,即全髋关节置换。

(2)骨折部位插入不锈钢板进行内固定。钢板应跨越骨折线,并用螺钉固定。这种手术主要用于关节囊外骨折的治疗。此种类型的骨折骨损害更严重,大多需要较长时间才能恢复,也可能需要其他手术治疗方法,这主要取决于患者的病情,包括要考虑患者的健康状况以及骨折性质。

无论采用何种手术治疗,尤为重要的是,一旦发生骨折,手术应尽早完成。手术的延误会增加并发症的风险,包括疼痛、肺炎、血栓形成等。如果手术能及时完成,则理想恢复的可能性增加。手术后要积极地抗骨质疏松治疗,以防再次发生骨折。另外,术后还需要积极地进行康复治疗和训练,以尽快恢复相关功能。

(胡　予　沈继平)

检查确诊

10. 如何确诊骨质疏松症

怀疑有骨质疏松症的患者应该到医院进行检查。确诊骨质疏松症需要用双能 X 射线吸收测定仪(DXA)来诊断。双能 X 射线吸收测定仪是确诊骨质疏松症的常用检查工具。检查后根据骨密度值来判定是否患有骨质疏松。世界卫生组织(WHO)建议根据骨密度(BMD)或骨矿含量(BMC)值对骨质疏松症进行分级诊断:正常为 BMD 或 BMC 在正常成人骨密度平均值的 1 个标准差之内;骨质减少为 BMD 或 BMC 较正常成人骨密度平均值降低 1~2.5 个标准差;骨质疏松症为 BMD 或 BMC 较正常成人骨密度平均值降低 2.5 个标准差以上;严重骨质疏松症为 BMD 或 BMC 较正常成人骨密度平均值降低 2.5 个标准差以上并伴有 1 个或 1 个以上的脆性骨折。该诊断标准中,BMD 或 BMC 可在中轴骨或外周骨骼测定。

(胡　予　沈继平)

11. 老年人确诊骨质疏松症后还需要做哪些检查

确诊骨质疏松症后,医生会进一步分析导致骨质疏松症的原因,发现相关的临床情况。骨质疏松症的原因可能很明确,如过早绝经或接受激素治疗。但有些也需要完善各项检查后才能发现。体格检查通常是必需的,通过体检可以发现骨质疏松症存在的线索,如身高变矮或者脊柱弯曲(驼背)。同时,医生会进行背部 X 线检查以检测有无身高变矮或驼背、是否有骨折等情况。医生还会开具血液检查以检测一些和骨质疏松症并存的情况。血液检查的重要性在于发现并治疗导致骨质疏松症的潜在原因,如腹部疾病导致的肠道钙吸收减少,后续的治疗可以在一定程度上减少骨丢失,降低骨折发生的风险。这类检查一般包括对骨活性及性激素雌二醇、睾酮水平以及骨代谢水平的检查。

(胡 予 沈继平)

12. 什么是 FRAX 骨折风险评估工具

FRAX(骨折风险评估)是一种应用临床危险因素来评估每一位个体发生骨质疏松性骨折绝对风险的工具,即未来 10 年内发生骨折的可能性,而后根据骨折绝对风险的大小,制订更符合药物经济学的合理治疗策略,使接受治疗的患者获得最高的效价比,医疗成本更低,获益更大。此评估工具由世界卫生组织(WHO)专家小组自 2004 年 5 月开始研究,至 2007 年正式发布推荐使用,故又称 WHO - FRAX,为广大医生做临床决策提供了一个新的捷径。

(胡 予 沈继平)

13. 临床上常用的风险因素调查表对老年人有用吗

风险因素调查表包括了骨质疏松症的已知因素和一些可能

因素。目前临床上比较常用的是国际骨质疏松症基金会（IOF）所推荐的问卷调查表：骨质疏松症风险一分钟测试题。如果患者对每一个问题都回答"是"，则有骨折的危险。

- **国际骨质疏松症基金会（IOF）骨质疏松症风险一分钟测试题**

1	父母是否曾被诊断有骨质疏松或曾在轻摔后骨折？
2	父母中一人是否有驼背？
3	实际年龄是否超过 40 岁？
4	是否成年后因为轻摔发生骨折？
5	是否经常摔倒（去年超过一次），或因为身体较虚弱而担心摔倒？
6	40 岁后的身高是否减少超过 3 厘米以上？
7	身体质量指数是否过轻？（BMI 值少于 19 千克/米²）
8	是否曾服用类固醇激素连续超过 3 个月？
9	是否患有类风湿关节炎？
10	是否被诊断出有甲亢或是甲旁亢、1 型糖尿病、克罗恩病或乳糜泻等胃肠疾病或营养不良？
11	女士回答：是否在 45 岁或以前就停经？
12	女士回答：除了怀孕、绝经或子宫切除外，是否曾停经超过 12 个月？
13	女士回答：是否在 50 岁前切除卵巢又没有服用雌激素或孕激素补充剂？
14	男性回答：是否出现过阳萎、性欲减退或其他雄激素过低的相关症状？
15	是否经常大量饮酒（每天饮用超过两单位的乙醇，相当于啤酒 1 斤、葡萄酒 3 两或烈性酒 1 两）？
16	目前是否习惯吸烟，或曾经吸烟？
17	每天运动量少于 30 分钟？（包括做家务、走路和跑步等）
18	是否不能食用乳制品，又没有服用钙片？
19	每天从事户外活动时间是否少于 10 分钟，又没有服用维生素 D？

上述问题，只要其中有一题回答结果为"是"，即为阳性，提示存在骨质疏松症的风险，并建议进行骨密度检查

这些调查表对老年人同样适用，但在应用中应注意其年龄的

要求。但是,这些风险因素调查表的预测性还不足以可靠地确诊骨质疏松症,这些调查表可以帮助我们初步判断是否存在骨质疏松的风险。确诊骨质疏松症还是需要去医院做全面的检查,尤其是做骨密度检查。

(胡 予 沈继平)

14. 有哪些常用的骨密度检查方法

骨密度检测是骨质疏松症检查的金标准,目前骨密度测定有四种方法:

(1) 双能 X 射线吸收测定法(DEXA)。目前被广泛使用,主要就是通过一个 X 线机器来测量全身的骨量,放射线比较少,对人体也基本没有损伤。它的原理也比较简单,就是把 X 线分成两种能量的射线,包括低能和高能光子波。把这种波线穿过人体后,形成图像,经过计算机分析以后得到骨矿含量。

(2) 超声波测定法。顾名思义,就是用超声波的传导速度和振幅衰减的原理检测骨矿含量和骨密度。它的主要优点是没有 X 线辐射,收费也不高。但是缺点是相对准确性不如 DEXA。

(3) 单光子吸收测定法(SPA)。一般选用部位为桡骨和尺骨中远 1/3 交界处(前臂中下 1/3)作为测量点。一般惯用右手的人测量左前臂,"左撇子"则测量右前臂。目前在临床使用较少。

(4) 定量 CT(QCT)。QCT 能精确地选择特定部位的骨测量骨密度,能分别评估皮质骨及松质骨的骨密度。临床上骨质疏松引发的骨折常位于脊柱、股骨颈和桡骨远端等含有非常多的松质骨的部位,运用 QCT 能观测这些部位的骨矿变化。但是由于受试者接受 X 线量较大,目前仅用于研究工作中。

(胡 予 沈继平)

15. 双能 X 射线测骨密度接受的辐射量大吗

双能 X 射线骨密度是骨密度检测金标准，它不仅能为有效预防骨质疏松症提供精准数据，还能为骨质疏松症治疗提供精准数据分析。双能 X 射线骨密度仪相对于超声骨密度仪有检测速度更快、检测结果更精准的优势。"双能"是指 X 射线中的两种能量，一种为高能量射线，另外一种是低能量射线。双能 X 射线透过被测物质后其射线强度和能谱均会产生变化，这些变化包含了物质的质量和密度等信息，通过对比高能 X 射线的透射图像和低能 X 射线的透射图像之间的差异去除影响测量骨密度肌肉和软组织部分，从而精准测量出骨密度值。双能 X 射线测骨密度有一定的辐射，但辐射量很小，患者不必有过多的担心。

（胡　予　沈继平）

16. 在接受治疗时还需要进行骨密度检查吗

在进行激素替代治疗或其他抗骨质疏松症药物治疗时也需要对骨密度进行复查以评估药物的治疗效果。但是在一般药物治疗期间，药物作用比较慢，通常进行复查的时间在前一次检测之后的 1 年左右，但对某些特殊病因引起的骨质疏松症，则要求每 6 个月复查一次，甚至要求更短一些的时间。

（胡　予　沈继平）

17. 老年人做骨密度测定后一般多久需要复查

骨密度需要定期复查，作为骨质疏松的筛查应每年测定一次。如果患者应用糖皮质激素,应在最初用药 6 个月后检测骨密度,且应每 6~12 个月检测直至骨量稳定。若是监测抗骨质疏松药物疗效,可酌情每 6~12 个月复查骨密度。

(胡　予　沈继平)

18. 为什么老年骨质疏松症患者需要定期抽血检查

骨质疏松症患者,尤其是接受抗骨质疏松治疗的患者一定要定期随访,检测自身的骨密度及体内钙盐的代谢情况来评价骨质疏松的治疗效果。目前多采用综合诊断法,以骨矿含量(BMC)或骨密度(BMD)测定结果为主,结合年龄、性别、症状、体征、骨折情况、生化检测等进行综合分析才能得出准确的结果。目前抽血检查的主要检测项目包括血钙、血磷、甲状旁腺激素、骨转换指标和维生素 D 水平等。

(胡　予　沈继平)

19. 为什么骨质疏松症患者还要检查尿液

有人认为,确诊骨质疏松症只检查骨密度就行了,不用查血液和尿液。其实不然,骨密度检查只能确定是否有骨质疏松,但不能确定导致骨质疏松的原因。抽血和检查尿液是很有必要的。尿液检查主要是对尿中无机盐成分进行测定,主要包括尿钙、尿磷、尿镁。尿液检查的目的有以下三点:

(1) 可以通过检查找出导致骨质疏松的原因,排除其他疾病(如骨软化、甲状旁腺功能亢进等),这样才能开展针对病因的治疗。

(2) 通过评估尿液中钙、磷排出量的多少,选用最适合于患者病情的骨质疏松药物,使药物发挥最大疗效且避免不良反应。

（3）骨质疏松通常需要数年甚至十多年的长期治疗,而骨密度的变化缓慢,连续比较血液和尿液中骨代谢指标的动态变化可以监测药物的疗效,有利于及时调整治疗方案。

（胡　予　沈继平）

药物治疗

20. 治疗骨质疏松症有哪些常用药物

治疗骨质疏松症包括基础治疗和药物治疗。基础治疗主要是补充维生素 D 和钙剂；药物治疗有双膦酸盐、雌激素、降钙素、选择性雌激素受体调节剂和小剂量的甲状旁腺激素等，医生会根据患者的具体情况选用合适的药物。已有骨质疏松症或已发生脆性骨折的老年人需要服用骨质疏松治疗药物，骨量减少合并有骨质疏松症危险因素的老年人也需要服用骨质疏松治疗药物。

（胡　予　沈继平）

21. 双膦酸盐适用所有骨质疏松患者吗

双膦酸盐是最常用的治疗骨质疏松症药物，如阿仑膦酸盐，就是平时常用的福善美、福美加和固邦等，但并不是每个患者都可以用，需要在医生的指导下使用。主要的不良反应是在治疗的过程当中出现咽痛、进食困难、吞咽疼痛和胸骨后疼痛等情况，应及时治疗。也有的双膦酸盐需要静脉给药，静脉制剂很少有消化道反应，但是有时会出现低热，这是一种急性反应，并伴随血淋巴细胞和其他血相的改变，出现短时间不适，应用中注意观察，症状严重者需要停药。严重肾功不全的患者禁用双膦酸盐类药物。一般疗程 2～3 年，总疗程需要 3～5 年。

（胡　予　沈继平）

22. 降钙素一般用于哪些骨质疏松症患者

降钙素是临床上用于治疗原发性骨质疏松症的常用药物，因其有较好的止痛效果，所以也常用于骨质疏松性骨折后。合并有以下这些情况的人，是比较适合使用降钙素治疗的：

（1）低骨量的老年妇女，已不再适合使用雌激素补充疗法，尤其是对双膦酸盐药物胃肠道耐受性差的患者，降钙素是最佳选择。

（2）患多种疾病的患者，必须服用多种药物，而口服双膦酸盐吸收不良者。

（3）不适合使用雌激素补充治疗双膦酸盐的患者和糖皮质激素性骨质疏松症患者。

（4）男性骨质疏松患者和其他矿化障碍疾病患者等。

（胡　予　沈继平）

23. 抗骨质疏松药物吃了会不会对肝肾功能有影响

常规使用抗骨质疏松药物不会影响肝肾功能，可以放心服用。很多人吃了抗骨质疏松药物后会担心药物的不良反应，这是正常心理，但也不要因为道听途说就过度担心，有疑惑可以咨询专科医生，不要自行随便停药。

（胡　予　沈继平）

24. 骨质疏松症的一般疗程是多久

每个人的骨质疏松症病情不同,治疗疗程也有长有短,要按照医生的要求坚持治疗,不能吃了几天药,腰酸背痛的症状缓解了就自行停药。专家认为,骨质疏松症需要长期治疗,医生会对每个患者进行评估。骨质疏松症的治疗通常需要 3～5 年,一个疗程为 2～3 年,若经过医生评估后认为治疗有效且还需要治疗,则继续进行下一个疗程的治疗。

(胡　予　沈继平)

25. 老年人骨质疏松到底应该每天补充多少钙

充足的钙质补充是治疗骨质疏松的基础和关键,是减少骨丢失、改善骨矿化和维护骨健康的重要保证。但是,市面上琳琅满目的补钙药品和保健品让老年人无所适从。到底每天需要补充多少钙质才是正确的? 2013 版《中国居民膳食营养素参考摄入量》建议,50 岁及以上人群钙的摄入量为每天 1 000～1 200 毫克,而我国普通百姓每天膳食中补充的钙约为 400 毫克,故需要每天补充钙元素 500～600 毫克。当然,补钙强调适量,过度补钙也是不可取的,大剂量补钙会增加肾结石和心血管疾病的风险。此外,在骨质疏松治疗中,钙应该和其他药物联合使用,才能取得最好的疗效。

(胡　予　沈继平)

26. 市场上有很多种钙片,到底哪种更好

目前在药品和保健品市场上,钙片的品种琳琅满目,比较常

见的有碳酸钙、枸橼酸钙、乳酸钙和葡萄糖酸钙等,很多老年人不清楚到底哪种适合自己。其实,从钙元素的含量来看,目前医院里配的和市场上比较容易买到的碳酸钙是最高的,这种钙片含钙量一般为40%,而且人体对这种钙的吸收也比较好,绝大多数人都可以服用。枸橼酸钙的含钙量稍低,但它的吸收不需要胃酸的帮忙,所以对于胃酸减少的患者是比较合适的。至于乳酸钙和葡萄糖酸钙,其中钙含量比较低,不太推荐常规服用。

（胡　予　沈继平）

27. 钙片什么时候服用比较好

很多老年人纠结于服用钙片的时间和不良反应,其实不用过于担心。钙片的主要成分是碳酸钙,可能对胃有一些刺激,因此建议服用钙片的最佳时间是饭后或者与饭同食,减少碳酸钙对胃的刺激和不良反应。尽量不要空腹服用。

（胡　予　沈继平）

28. 补钙以后需要监测什么指标

口服钙补充剂或者补充维生素 D 以后要注意密切随访血钙、尿钙以及血液中的 25-羟维生素 D 的水平,要及时根据血液和尿液中的检查结果来调整补钙的剂量。一般来说,补钙的初始阶段,一般需要 1 个月左右检查血钙和尿钙,待病情稳定后,可以 3~6 个月进行复查。

（胡　予　沈继平）

29. 吃钙片容易得肾结石吗

这种说法在老百姓当中非常流行,很多人觉得结石的本质就是钙质,吃钙片就会引起结石。其实这是一个非常大的误区。肾结石的病因是各种因素的综合作用导致尿液中钙、草酸、尿酸或者胱氨酸等成石成分过多,析出晶体,并在局部生长、聚集,最终形成结石。所以其最重要的原因是体内代谢异常导致钙质流失过多,并非补钙导致。合理的补钙和抗骨质疏松治疗能够有效减少钙的排出,甚至减少肾结石的发生。因此,对于骨质疏松症患者来说,在医生指导下的合理补钙治疗是不会引起肾结石的。只要定期检测血钙和尿钙,大家就可以放心服用钙片了。

(胡 予 沈继平)

30. 应用钙片的注意事项有哪些

钙剂是正常饮食的合理补充,我们知道,老年人每天需摄入钙约1000毫克,而调查显示,大部分人每天的饮食中钙摄入量不足,需要额外补充适宜剂量的钙剂。钙剂分次服用比较容易吸收。在服用钙片前要看清剂量,不同的钙片含钙量是不同的,不要超标准服用。有些患者自己服用钙片,但具体应该服用多少搞不清楚;还有人每天同时服用几种钙片,很多时候会造成用药不规范。正确的做法是先咨询医生,医生根据个人情况,算一算到底应该服用多少剂量。另外,在服用钙剂前后要注意检查血钙、血磷、尿钙和体内维生素 D 水平,维生素 D 不足或缺乏的人还需补充维生素 D,因为钙需要维生素 D 来帮助吸收。

(胡 予 沈继平)

日常养护

31. 老年人得了骨质疏松症是不是多喝牛奶就行了

一直以来，人们普遍都把牛奶作为补钙的重要手段，因为牛奶钙质含量高、吸收率高，是食物中的"补钙高手"，所以很多老年人都认为，多喝牛奶就能治疗骨质疏松症，实际上这个观点是不全面的。我们要明确一个概念，补钙的过程不仅仅是将钙吃进嘴里，更重要的是让钙质能够吸收入骨，让成骨细胞将这些钙收集起来，形成新的骨骼。

举个例子，在有些国家（尤其是欧美等发达国家），他们的国民每天喝大量的牛奶，但他们骨质疏松症的发病率一点也不比中国人低，也就是说，光喝牛奶似乎没有太大的作用，因为人体不能完全吸收牛奶中的钙质。在中国，由于目前中国人每日乳制品的摄入量远远达不到中国营养学会推荐的每日摄入量，所以每日饮用300～500毫升牛奶来预防骨质疏松症依然是必要的手段，但得了骨质疏松症光靠喝牛奶是完全不够的，需要去医院进行正规的检查和治疗。

（胡　予　沈继平）

32. 饮食能帮助预防骨质疏松症吗

俗话说,"药补不如食补",很多老百姓相信饮食结构的调整可以预防和治疗骨质疏松症。在日常生活中,注意饮食的确有助于改善骨质疏松的情况。专家提出,在进行饮食调整时,需要注意以下一些问题:

(1) 应注意增加一些高钙食物的摄入,如排骨、蛋、豆类及豆制品、虾皮、奶制品,还有海带、海菜、乳酪、芹菜、木耳、柑橘等,同时应该多吃蔬菜、水果,保证摄入足够的维生素 C。

(2) 注意增加维生素 D 摄入,以帮助钙吸收。

(3) 骨质疏松症患者蛋白质的补充也尤为重要,但补充时应适度,避免过多或过少。推荐补充摄入大豆等食物,可以有效预防骨质疏松。

(4) 改变不良饮食习惯。减少动物蛋白、盐、糖的摄入量,尽量少食用含太多镁、磷的饮料和加工食品。摄入咖啡因、酗酒也会造成钙流失,要注意避免。全面改变不良饮食习惯,积极预防骨质疏松症。

(胡 予 沈继平)

33. 骨质疏松症患者喝骨头汤能够补钙吗

很多老年人相信多喝骨头汤就能预防骨质疏松,其实这个观点是错误的。骨头汤是一道比较美味的营养佳肴,但拿它来补钙就不合适了。骨中的钙主要是以磷酸钙的形式存在,不容易溶解于水中,所以用骨头炖了汤并没有多少钙质进入汤内,更不要说促进钙吸收的维生素 D 了。反而骨头汤内富含脂肪、嘌呤和钠盐,过多摄入对老年人身体健康不利。所以多喝骨头汤不仅对补钙无益,对于一些有痛风、高血脂的老年人反而有害。因此,骨质疏松症患者切莫为"喝骨头汤补钙"的传言所误。

(胡 予 沈继平)

34. 得了骨质疏松症后,还能喝咖啡吗

咖啡会引起骨质疏松的观点在中老年人群中流传广泛,很多老年人"闻咖啡色变",认为喝咖啡会导致骨钙大量流失,引起骨质疏松甚至会出现脆性骨折,其实不尽然。咖啡中含有较多量的咖啡因等多种可对骨代谢产生影响的活性成分,它们通过各不相同的途径影响骨骼的代谢。咖啡因会增加尿中钙质的排泄及促进小肠中钙质的分泌,且作用是和咖啡因的摄取量成正比,长期大剂量饮用咖啡(咖啡因摄入量每天>300毫克,约每天3～4杯咖啡)是会增加骨质疏松的风险的。所以,对于较年长的女性来说,为了避免骨质疏松,应尽量避免过量摄入咖啡因。想要喝咖啡的话,一天最好不要超过两杯,同时注意多补充钙质。

(胡 予 沈继平)

35. 老年骨质疏松症患者在日常生活中如何避免跌倒

众所周知,老年骨质疏松症患者最严重的并发症就是骨折,预防和治疗骨质疏松的一个重要方面就是预防跌倒,防止骨折发生。老年人跌倒的主要原因是步态的稳定性下降和平衡功能受损。老年人骨骼肌肉系统功能退化,使老年人走路时抬脚不高、行走缓慢且不稳,容易发生跌倒。另一方面,老年人听力、视力下降,反应时间延长,平衡能力降低,这些都会增加跌倒危险性。

　　老年人在日常生活中要做到以下几点，避免跌倒：①坚持参加规律的体育锻炼，以增强平衡能力、步态稳定性，从而减少跌倒的发生。适合老年人的运动包括太极拳、散步等。其中，太极拳是我国优秀的传统健身运动。研究发现，长期坚持锻炼太极拳可以将跌倒发生的概率减少一半，是老年人锻炼平衡能力最有效的方式之一。②选择适当的辅助工具，使用长度合适、顶部面积较大的拐杖。平时要将拐杖、助行器放在触手可及的位置，方便取用。③鞋子要合适，老年人应该尽量避免穿拖鞋、鞋底过于柔软以及穿着时易于滑倒的鞋，应选穿防滑鞋。④调整生活方式，避免走过陡的楼梯或台阶，上下楼梯、如厕时尽可能使用扶手；转身、转头时动作一定要慢，走路保持步态平稳，尽量慢走，避免携带沉重物品。

（胡　予　沈继平）